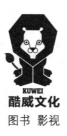

KUWEI
**酷威文化**

图书 影视

U0390425

# 慢一点也没关系

[比利时] 吕克·斯维宁 著

常江涵 许楚琪 译

四川文艺出版社

致玛汀

Voor Martine

——

"我们总是认为自己不应该盯着窗户发呆，而应该抓紧工作、学习，或者在自己的待办事项清单上打钩。我们不会到处炫耀说：'今天真是棒极了，最棒的就是我盯着窗外发了好久的呆！'然而，也许在一个更加先进的社会里，这正是人们相互之间经常说出的话。"

——

**阿兰·德波顿**
Alain de Botton

# 目录

C o n t e n t s

---

第三章

# 14 种方法，让大脑停一停

## 序1
## 让大脑休息

　　这本书能够让读者以一个全新的视角来看待我们的大脑。现代脑科学已经打破了我们大脑中各个脑区位置的桎梏，将大脑作为一个复杂网络的连贯集合来研究。大脑中相隔很远的几个脑区往往会相互配合，同时迸发出灵感的火花。如果你的大脑很难通过脑网络来同步信息，那问题可就严重了：你可能会失眠、丧失创造力和幽默感，让原本清晰的思路中充斥着阴霾。

　　有没有什么办法能证明本书的核心概念（离线大脑）与此有关呢？看看游戏行业是怎么设计出（让人上瘾的）游戏的吧。这些成瘾性游戏几乎能将大脑榨干，毕竟游戏设计者们希望能让你的大脑在线的时间越长越好。你可以自己做个测试，在网上搜索一下这本书中的几个专业名词，就会发现这方面的学术研究有相当一部分都会涉及游戏的成瘾性。也许这和大多数研究人员都很年轻也有点关系，可能玩游戏已经变成他们的一种习惯了吧。

　　吕克·斯维宁已经不再年轻了，可他的视野依旧非常广阔。

别搞错了：即便没有每天都花好几个小时坐在游戏机后面，你也可能正过着另一种对大脑有害无益的生活。幸好吕克习惯于将复杂的主题清晰化，他能够轻易地做到这一点。他对相关研究和最新理论的嗅觉和洞察力都非常敏锐，并始终遵循着"写下的东西必须对读者有用"的信条。也正是因此，他才能比其他人更擅长收集信息、提出建议并进行整合。

吕克非常注重创新。没错，创新对我们每个人以及社会而言都至关重要。有许多学科都正在研究如何才能激发创造力。假设创新思维是一座埋藏在深山中的秘密宝库，许多冒险团队都在挖掘通往那座宝库的密道。有的队伍觉得创意是上帝的礼物，有的队伍在找寻灵感，有的队伍追寻的是"开放"的个性，有的队伍认为苦难是创新的关键，挨饿有利于创新……这些队伍从来不直来直去，他们把密道挖得迂回曲折，一会儿挖深了一点儿，一会儿又得意扬扬地挖回地面去了。

不过，也有这样一个学科，它稳稳当当地往前挖，将残石碎砖清理得干干净净——它就是脑科学。这门学科正在一毫米一毫米地揭开创新的秘密。这支队伍还没有到达宝库，但吕克·斯维宁已经用他偷偷带着的相机，像一颗勤奋的卫星一样（卫星会定期离线进行整修），为我们发来清晰的照片。什么都逃不过他智慧的相机。我个人印象最深的是他对"职业倦怠"的准确描述。现在这个词语终于有了明确的定义！

细心的读者还可以在这本书中欣赏到许多其他的"照片"，它们都是吕克用爱、激情和细心拍摄出来的。让大脑休息会让你在新鲜与熟悉、观察与实操、身体与心灵、在线与离线（根据本书内容）之间达到一个良好的平衡。

**马克·伯伦斯**（Marc Buelens）
——根特大学名誉高级讲师及弗拉瑞克商学院名誉教授

## 序 2
## 你为什么总是闲不下来

　　我们的大脑几乎每时每刻都在处理着持续输入的外部信息。不知你有没有想过，走在上班路上的时候，你的大脑正在想些什么？你开着车，一边注意着其他司机，确保他们不会做出意外的危险行为，一边仔细关注着骑车的人和行人。除此之外，你也许还开着车上的收音机。你可能会觉得有点饿，因为今天早上没时间好好吃早饭。上班之前，你要找一个安全的地方先停好车，然后找到钥匙或门卡，走进办公楼。你会看到同事们在大楼里风尘仆仆地工作，赶着一个个工作期限。到处都是电脑、打印机和智能手机，到处都是噪声。同样，结束一天的工作之后，你还要面对和上班路上一样的情景。而等你回到家之后，还需要看孩子。你得迅速去超市买菜、做饭、洗碗、哄孩子睡觉……与此同时，你还要考虑明天的工作。这么多事情，究竟怎样才能处理得井井有条呢？难怪人们周五晚上都这么疲倦。但即便到了周末，人们也几乎没有时间休息：走亲访友、做家务、给孩子们打车……如此循环往复。

　　大多数人每周只能有几个小时的闲暇时间用来沉思，这时候，他们的大脑处于离线的状态。当然，前提是他们不会为此而产生罪恶感。因为不工作不就是懒惰吗？不就是没有更有效地利用时间吗？我们还得为明天的工作做好准备啊！瞧，你的大脑已经又开始上线工作了。

　　我们的意识会常常自发地从不断输入的外部信息中转移出来，四处游离，找寻起和这些信息毫无关系的想法、感情和图像。尤其是当外部信息输入量很少或者我们正在走神的时候，这种自发的意识游离就很容易发生。在本书中，我们也将这种意识游离现象称作思绪游荡。这时候，你的大脑就处于离线的状态。你可能已经对这种感觉略有所知：在快速浏览网络头条的时候，正巧看到马丁·斯科塞斯（Martin Scorsese）的新片好评如潮。"好极了，"你想，"也许我该去看看这个片子。我有多久没去过电影院了？以前上学的时候我好像每周都去来着。"然后你就神游天外了："有家咖啡馆相当不错，我和朋友们在那里待过多久呢？啊，还有以前夏天的那次旅行，我们搭车去了法国南部……"在意识到自己走神了之前，你的思绪就已经飘去某个遥远的地方了。你仿佛置身于法国马赛，站在某个阳光明媚的露台上，手里还拿着一杯"巴斯的士"茴香酒。

　　或者当你出神地望着炉火、眺向窗外的时候，看见鸟儿正在花园中蹦跳玩耍。然后你就坐在那里，连续发了几个小时的呆。

没有人强迫你做些什么，你只是在幸福地做着白日梦。

思绪游荡和白日做梦有不少相似之处，只是你在做白日梦的时候常常意识不到自己的大脑也与思绪一同自由地游荡着。对于很多人而言，做白日梦有着负面的内涵，代表着你心不在焉、浪费时间，工作效率有待提高。可事实却与此南辕北辙：让大脑离线对我们大有裨益，因为我们的创造力会在大脑离线的时候达到顶峰。我们会在大脑离线的时候将不同的经历毫无阻碍地衔接起来，而这会让思维更具创造性。

创造力需要休息和时间。你不可能命令一个人去进行创新。想要实现创新，我们需要让大脑离线一会儿，将注意力集中于自己内心的体验上。在创造力达到巅峰的时候，我们根本无法把注意力集中在自己的任务上。这时候，我们就会干脆选择放手，从而能够采取一种新的方式来看待事物。

因此，要想最大限度地发挥创造力并理解他人，我们必须学会在生活中放空自我，做白日梦。我们需要练习做白日梦，并将其当作日常生活中的一部分。可惜的是，现代人总是闲不下来。身边充斥着各种电子设备，不断吸引着我们的注意。比如说，我们平均每天都要在各种屏幕前度过大约 11 个小时，看手机、看电脑、看平板电脑、看电视，最后回过头又去看手机。我对这些科技奇迹并没有什么意见，它们从各种意义上都让生活变得方便了许多。但我们也要保持自己的创造力，确保自己还能够进行创新。

让大脑无法休息的不仅仅是那些现代科技，我们还要敢于反思自己的问题。我们整天都在四处奔波：工作日里一个会议接一个会议，而所谓的"自由时间"里也往往塞满了各种计划。结果呢？大脑几乎没有离线的时间，同时，大脑长期在线的各种后果也纷至沓来。

我们需要为大脑离线创造合适的条件，暂停大脑中源源不断的思绪，将注意力转移到自己的内心上。这种特殊的冥想可以增强创造力，提高同理心，让你的思维更富有弹性。在这个充满挑战的时代，这三种特质对我们而言都至关重要。但很不幸，我们已经有些失去让大脑离线的能力了。

我们比以往任何时候都更需要一本优秀的大脑使用说明书。对此，我希望这本书能起到抛砖引玉的作用。本书不是什么科学著作或教科书。当然，本书中的一切都建立在科学研究的基础上，我已经在书中尽量准确地运用了所有最新的神经学知识。但比起论述有关大脑的最新科学研究，我更希望本书能够有更强的实用性，能让读者在生活中对这方面予以重视，并在舒适的环境中得到充分的休息。只有这样，我们才能预防职业倦怠和纤维肌痛症等现代病；只有这样，我们才能充分发挥大脑的创造力；也只有这样，我们才能以同理心对待自己和身边的人。

本书介绍了我们大脑中迷人的工作原理。也许你已经知道，自己的大脑里有数以百万计的神经元夜以继日地工作着，形成了各种复杂的网络。这些网络非常迷人，因为它们决定着我们在生活中能否具有更强的适应力。我们能做到的事情要远远超出自己的想象。我相信，科学家们研究的还仅仅是脑科学的皮毛，但我们已经知道了应该如何让自己的脑网络以最佳的状态工作和学习。我们可以更有创造力地生活，找到最宜居的环境，提高我们的注意力和积极性，最重要的是可以学会如何真正放松自己。远离无意义的竞争吧。当然，我们需要练习才能做到这一点，但这的确是一件能够完成的事情。

本书在前两章中介绍了大脑中最重要的构成部分：神经元是什么？脑网络是如何形成的？你的在线大脑和离线大脑有什么区别？为什么它们都那么重要？第三章则重点介绍了如何才能让你的离线大脑保持健康。在此之后，你还会认识迷走神经，它保证了人与人之间也能够形成网络，因为人也是群体性动物。这对我们而言好坏参半，我会在第五章中对这个问题进行深入探讨。除此之外，我也在这一章里讨论了未来的领导者应该具有怎样的特质。最后，我还列举了一些能够让大脑保持健康并充满活力的关键窍门。

祝你阅读愉快！

—

第一章

# 你的大脑
# 需要离线

—

# 第一章
## 你的大脑需要离线

　　我并不打算在这本书的开头长篇大论地阐述我们的大脑有多么复杂。如果你想详尽地了解大脑结构的话，我推荐你去阅读那些脑科学的大部头，它们已经就大脑结构进行了充分的论述。但我的确想要总结一些必要的基础知识，这样才能让读者朋友们更好地了解让大脑"离线"的重要性。所以在本章中，我会简要地介绍神经元、灰质和白质、树突、轴突、突触、胶质细胞、髓磷脂和神经网络。不必担心，我之所以提及这些概念，只是因为它们在有关大脑的书中极为常见，但你并不需要详细地了解它们。我这样解释，主要是想说明：我们的大脑的确非常复杂而灵活。

　　众所周知，反复锻炼能够让人们更高效地完成某些认知任务。在认知的过程中，人们的速度不断提高，错误不断减少。这些认知任务似乎并不需要耗费多少精神力，就像人在开汽车的时候，一开始很难协调好所有的动作：踩油门、换挡、注意自己在路上的位置、刹车不要太猛……但一段时间之后，所有的动作就都变得自然而然起来，你开车的时候再也不用费脑子去想它们了。不幸的是，我们的脑细胞虽然灵活，却也十分脆弱。许多老年病，例如阿尔茨海默病，会大大损害树突和神经连接。锻炼和健康的饮食可以在很大程度上减缓这一过程，但我们的大脑并不能永远地灵活下去。不过它还是比一些人想象的要灵活很多。科学家曾经认为，人脑的某些功能是局限于固定的区域里的，如果这些区域遭到破坏，那么人也会失去相关的功能。但现实与这个理论并不相符。例如，如果人脑的某些区域因脑出血而受到损害，大脑的其他区域就会部分或完全接管这些功能。我们将这种现象称为"大脑可塑性"：我们的大脑组织会发生变化，并适应新的环境。

这是怎么回事？最新的研究表明，即便是成年人，也可以在大脑的某些区域中形成新的脑细胞。不过这些新细胞的具体功能还有待调查，例如它们是否能完全接替受损细胞的功能。如果我们再仔细观察一下大脑中的网络，也许就能够找到另一部分的答案。我们的大脑中有许多不同的脑网络，成千上万的脑细胞在其中相互合作。本书中，我想更为仔细地观察这些脑网络，因为我相信，我们可以从观察中找到缺失的拼图，从而更好地治疗和预防倦怠之类的现代富贵病，并且生活得更加别具一格、摇曳生姿。

# 1
## 脑内的最小居民
——

我们从头说起吧：脑细胞，又叫作神经元。这些细胞通过电信号和神经递质（一种大脑中的激素）进行信息传递。神经元有自己的后勤保障系统，也就是胶质细胞。胶质细胞清除废物，为神经元提供营养，支持脑组织，提高脑组织的强度并构建其结构。它们一定程度上在神经元之间起到了绝缘作用，从而在脑组织内部形成了某种秩序，促进了脑细胞之间的交流。

神经元或者脑细胞就像我们身体中的其他细胞一样，有着细胞体和细胞核。但它们和其他细胞也有所区别，那就是神经元的细胞体有很多分支，我们将这些分支称为树突和轴突。

树突是脑细胞或者神经元细胞体上较短而分支多的突起，能够将来自其他神经元的电信号传导至所属神经元的细胞体内。每个神经元都有许多树突，这些树突与其他神经元的轴突接触，并通过受体接收轴突携带的信号。轴突是自神经元发出的一条突起，能够从相隔很远的距离传导电信号。有的轴突可以长达一米以上。轴突能够将信息从大脑传递至肌肉，也可以捕捉身体中的信息，并将其传递给大脑。每个神经元都只有一个轴突，像是末梢有许多分支的电缆一样。

细胞体受损可能会导致整个神经元死亡。但我们的记忆是可塑的，并且在一定条件下可以形成新的脑细胞。

　　神经元可以通过轴突、树突与其他神经元进行交流，形成突触。这样的交流形式已经构成了一个微型网络。突触是我们大脑中两个脑细胞相互接触的结构。细胞体中含有线粒体，而线粒体是细胞的"动力工厂"。线粒体将脂肪和糖类转化为 ATP（一种提供能量的化学物质），是颇为有用的"能源物质"。

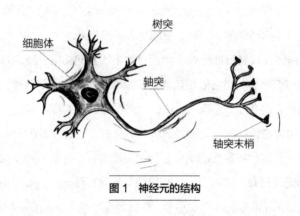

**图 1　神经元的结构**

　　我们有大约 800 亿个神经元，需要消耗人体 20% 左右的能量。因此我们需要非常关注自己的大脑。

── **历史点睛** ──

　　世界上第一个比较准确地绘制出脑细胞结构图的人是西班牙的组织学家圣地亚哥·拉蒙·卡哈尔（Santiago Ramón y Cajal，1852—1934）。我们可以理所当然地将他称为"现代神经科学之父"。他研究了神经系统的微观结构，并使用了高尔基染色法来为细胞着色。卡哈尔识别出了自由运作、连接复杂的神经单元，它们都可以不断改变形态，从而能够持续成长，适应环境。卡哈尔同时还是一位名副其实的艺术家，能够精准地用图画描绘出自己的发现。1906 年，他与高尔基染色法的发明者卡米洛·高尔基（Camillo Golgi）一同获得了诺贝尔生理学或医学奖。

# 2

## 是什么主导着我们的行为？

————

脑细胞可以通过树突和轴突来相互交流。打个比方，树突是细胞的耳朵，而轴突则是它们的嘴巴或语言器官。轴突形成突触的前一部分，树突则形成突触的后一部分，这两者共同构成一个突触。在这两个部分之间有一个微小的突触间隙。假设脑细胞 1 要向脑细胞 2 传递信息，脑细胞 1 中的电波就会发生改变，其细胞壁会变得更薄，在突触间隙中释放出一种特殊的神经递质。神经递质是一种化学物质，包括多巴胺、内啡肽、血清素和乙酰胆碱。细胞 2 想得到这则信息，它的细胞壁上有与刚才细胞 1 释放的神经递质相同的蛋白质，我们将这些蛋白质称为"受体"。如果信息（也就是神经递质）具有刺激作用，那么细胞 2 就会受到刺激；反之，如果神经递质具有抑制性，那么细胞 2 的活动则会受到抑制。一个脑细胞可以和其他许多细胞进行交流。

这听起来是不是有点学术色彩？让我们来举个例子：你的大脑里有一种物质，叫作"乙酰胆碱"，它是一种神经递质，一种向肌肉传递信息的化学物质。当你的身体需要运动，也就是肌肉需要工作的时候，我们的大脑会向神经纤维（轴突）发出电信号，一个很小的电荷就会通过轴突传播（通过钠代谢）。这一过程发生得非常快，部分原因是轴突周围的髓磷脂——一种脂肪组织，能够加快传导速度。接下来，神经元的末端，也就是轴突的末端，会释放出充满乙酰胆碱的小泡。乙酰胆碱还需要通过突触间隙，抵达下一个神经元。这就是信息最终到达肌肉的方式。肌肉理解了这则信息，就会做出适当的反应：你开始运动。

　　不幸的是，我们的大脑和身体其他部分之间的交流并不总是顺利的，例如乙酰胆碱还能对胃和肠道产生刺激。神经元的交流机制运行不当的话，可能会引起口干舌燥、便秘、心跳加快、瞳孔放大、视力模糊、出汗、恶心、排尿困难、记忆力减退、精神错乱和幻觉等不适症状。

　　一些药物中也隐藏着风险。举例来说，我们知道很多药物都会抑制乙酰胆碱的作用，让大脑内的信息无法正确地传递。最糟糕的情形下，乙酰胆碱的功能紊乱会破坏你的整个运动系统，引发刺痛、震颤、视线模糊、行动困难和浑身无力。有些药物则极度危险：可卡因、海洛因和苯二氮卓等麻醉剂的化学结构与某些神经递质非常相似，你的大脑没法识别出它们的区别。因此，这些药物会悄无声息地取代神经递质，彻底打破我们大脑中美丽而脆弱的平衡。结果呢？信息的传输出现了错误。因此，这些药物是绝对不能使用的。

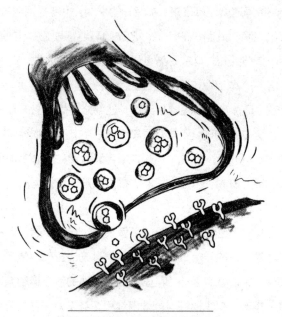

**图 2　信息在突触间隙中的传递**

　　对于大脑和神经系统的信号传递来说，突触至关重要。它们非常精细，确保了剩余的神经递质能够被再摄取或分解，而不是漫无目地地在突触间隙中游荡。举例来说，有一种神经递质叫作血清素，可以抗抑郁。而有些药物，也就是所谓的"SSRI 药物"，能够阻止血清素被释放该递质的细胞轴突再次摄取。这样血清素在突触间隙中停留的时间就会更长，有助于缓解抑郁症。但要小心！其他的一些药物，比如单胺氧化酶抑制剂，实际上阻止了神经递质的分解，因此这些药物也会让血清素留在突触间隙中。但血清素过量会引发生命危险，所以千万不要单独服用这些药物，当然也不要一起服用它们。人脑的信息传递系统十分敏感，又决定着我们所有的行为，因此大家一定不能掉以轻心。

突触的功能紊乱会让大脑内部难以传递信息。突触的功能会被药物干扰，也会被帕金森病一类的脑部疾病所影响。举例来说，皮质醇（经过一段时间的压力后）对突触有害，可以让突触之间的连接变得松弛，从而引发抑郁症。

因此，拥有正确功能的突触至关重要。可遗憾的是，对于突触正确功能的研究还处于起步阶段。在这方面人们进行了很多对于果蝇大脑的研究，但要把对果蝇大脑的研究成果对应到人类的大脑上去可并非易事。幸运的是，我们已经找到了一些能让突触保持健康的办法。所有能够减轻压力的事情都能降低皮质醇水平，从而对大脑有益。除此之外，还要注意饮食，并牢记这句格言：凡是裨益心脏的东西，对大脑都有好处。

# 3
# 网络与联系

———

脑细胞的信息传递并不局限于两个细胞之间的交流，接收到信息的细胞还会将信息再传递给其他脑细胞，从而形成了大型的神经网络。

我们的大脑是可塑的。每一条新的信息都会产生新的联系，同时销毁无用的联系。每一条新的信息、每一个新的动作都会让你的大脑表现得更好一点点。大脑的工作原理就像你的花园一样：为了让玫瑰来年能够开花，必须修剪花枝。同样，你的大脑也需要维护。好在你可以积极采取行动，尤其是通过关注不同脑网络的需求，来让大脑开出美丽的花朵。本书的最后一章会对此展开介绍。

为了了解大脑，许多科学家将大脑与当时的先进科技进行比较。最早的神经学家将大脑和时钟相比，后来人们又将其和蒸汽机或电脑做比较。现在我们知道了脑网络在人脑中的重要性，开始经常将它和互联网进行比较。比较之下，我们就能立刻明白，我们的大脑远比之前所认为的更加复杂。以前人们主要关注的只是大脑中隐藏着特定功能的某些部位或区域，而如今，科学家们已经发现了一些脑网络，能够将大脑中距离遥远的区域也连接起来。

所以，忘了大脑里那些有着特定功能的各种区域吧，因为它们都是相通的。就像互联网一样，我们的大脑也在迅速变化、发展，变得越来越复杂，而我们的知识也必然会不断增加。

你可以在孩子们身上清楚地看到这一点。他们的大脑一直在成长，不断建立新的联系，逐渐变得复杂。如果把大脑中的突触与互联网中的超链接做一个对比，你马上就能明白，孩子们的大脑其实比互联网要复杂得多。尤其是我们刚出生的头五年，大脑中联系的形成速度快得简直让人眼花：每秒钟都会产生 700 到 1000 个新的突触。你和孩子们说话、欢笑、走路或者有眼神接触的时候，都会形成新的突触。与孩子们一起享受音乐、跳舞、玩耍、散步、绘画的时候，我们就在组建他们的大脑……千千万万的联系就是这样产生的，新的理念和创新思维也就出现了。孩子们能在很短的时间内学到很多东西，希望我们不要因为强迫孩子们接受老一辈的观点从而拖慢他们学习知识的速度。世界日新月异，必须给大脑适应变化的机会。

大脑不仅会形成大量新的联系，还会不断地销毁无用的或者多余的联系（这一现象被称为"修剪"）。人的一生都在不断重复这一过程。这为我们提供了许多可能性，但也潜藏着极大的危险。我们饥渴的大脑一直在寻找新的刺激，并开发了一种狡猾的机制来奖励我们。每受一次刺激，我们就会收到一剂神经递质——多巴胺，让自己在短时间内感觉良好。毫无疑问，我们会因此去寻求更多的刺激。但这些刺激会让我们不堪重负，造成压力。如果刺激在可控范围内，压力就不会持续太久，但如果长期持续下去，就会变成慢性压力，产生毒性并最终使人心力交瘁。因此我们从年轻的时候就要开始预防慢性压力。不要搞错了：连幼儿也可能会受到很多压力，想想孩子们可能经历的孤独、被人忽视、恐惧和虐待吧。这种情况下，那些用于学习和创新的突触就会被移除，把空间让给一些会使身体长期保持紧张状态的突触，从而导致长期的严重焦虑。这些孩子的脑网络仿佛遭到了黑客入侵，会受到永久性的损伤。

　　我们的大脑由许多不同的脑网络组成。在本书中，我想重点介绍其中的三个：默认网络（休息网络）、中央执行网络（注意力网络），以及在两者之间切换的突显网络。

# 4
# 在注意力和休息之间转换
——

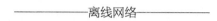
—————————离线网络—————————

美国神经学家马库斯·莱希（Marcus E. Raichle）在圣路易斯华盛顿大学医学院工作。他的研究方向是大脑功能磁共振成像的性质及其在人脑健康与疾病研究中的应用。有一次，他在用功能磁共振功能成像仪（fMRI）扫描人脑进行研究的时候，偶然发现了默认网络。这种磁共振技术极大地推动了神经科学的发展，因为它可以对人脑进行极为细致的扫描。莱希发现，躺在磁共振成像仪里的人，明明不需要也不能做任何事情，却仍然激活了一个脑网络。这个脑网络连接着大脑中相隔很远的区域。而当测试对象需要做任务（比如解谜）时，这个后来被命名为"默认网络"的脑网络就立刻沉寂了下来。在荷兰语中，人们把默认网络称作"休息网络"，这种称呼其实有点误导人，因为你的大脑处于默认网络模式的时候其实也在非常卖力地工作。这种模式和睡觉非常相似，你在睡觉的时候，大脑也在努力工作。睡觉时，你的大脑会强化记忆力，并清除各种废物。相比于"休息网络"，在后文中我会更倾向于用"离线网络"这个称呼，因为当你处于离线模式的时候，大脑其实非常活跃。当你的注意力向内部集中时，例如坐在长椅上沐浴着阳光什么都不做的时候，你的大脑就会活跃起来。你有没有注意过，正是在这种时候自己才会产生真正绝妙的想法，这可不是什么巧合。离线网络能够激发创造力、同理心，并营造出良好的自我形象。因此，我可以这样说：你的大脑在离线时做的工作最为有趣。当你畅想未来的时候，离线网络就会变得活跃，而这也能够让你更好地领导别人，更为有效地教导别人，因为创造力和同理心都来自离线时的大脑。一个好的领导必须重视工作任务和人际关系，而随着工作中应用的技术越来越多并且愈发先进，人际关系的重要性将会越来越突出。本书的第五章会对这一内容进行详细介绍。

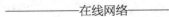

## 在线网络

除了离线网络（休息网络），还有在线网络（注意力网络），科学家们也将在线网络称为中央执行网络。注意力是指我们在某个时刻让自己全神贯注于某件事情，把其他东西都抛到一边。当注意力很集中的时候，人们就能够完全投入手头的工作当中；反之，则会不自觉地开始白日做梦。我们神思恍惚，不知不觉就放下了手中的报价单，转而去思索晚餐该吃些什么，或者发现自己已然置身于离线的世界之中了。

当你专注于某件事情，例如停车、解决危机，或者破解数学难题时，就会使用你的在线网络。当然，这个网络用处很大，如果没有它，我们将没法解决这些需要执行力的问题。但遗憾的是，在我们的生活里，在线网络和离线网络之间的平衡常常被打破，人们只对这种以任务为导向的在线网络青眼相加，而常常忽视离线网络。有些人可能会反驳说，统计学问题能让他们感到平静，但一般来说，过多的在线大脑活动会让人过度紧张，从而产生压力，导致生活质量下降。

当然，你的大脑并非总是在线几个小时，然后又离线几个小时。现实中，大脑在这两种模式之间的切换频率非常高，往往在一瞬间就能够完成。

假如你开车去诺曼底旅游，那么你会密切注意着路面的情况，尤其是在繁忙的高速公路及其支路上。但当车流很顺畅的时候，你的思绪就会游移起来：没把那封邮件发出去，真是太可惜了，希望不要给同事添麻烦吧；啊，顺便希望诺曼底能风和日丽，毕竟如果要是一个星期都下雨的话，整个假期可就完蛋了，就像上次在威尼斯一样……直到面前出现了堵车，你的突显网络又给在线网络提供了足够的能量，你就会再次专注起来。

所以我们的大脑可以在白日做梦和只专注于"此时此地"之间完美切换。脑网络本身并没有优劣之分。有的时候，在线和专注非常重要；而另一些时候，大脑的离线则一刻值千金。反之亦然，两种脑网络都有其缺点。

---**请注意！**---

如果你一直使用在线网络，过度专注于某项任务，就可能会忘记很多事情，比如某个重要之人的生日，甚至还会发生把孩子忘在车里这样更危险的事情。曾经有些人一心扑在工作上，忘了让孩子下车之后再锁车，从而引发了悲剧。离线网络也有缺陷，举例来说，我们还是要开车去诺曼底，但如果在堵车的时候陷入沉思，那么可想而知，交通事故离你也就不远了。

---

## 交换网络

我们必须在离线网络和在线网络之间保持平衡，因此人脑有一个网络来监管这一平衡，我们称之为突显网络。它时刻监控着大脑中的环境，也密切关注着我们身体中的所有变化。突显网络就像是电路中的导体，决定了接下来运作的是离线还是在线网络。

假如你遇到了生命危险，那就不应该把时间浪费在离线网络上，想着提出什么创造性的解决方案。你的注意力必须集中于外部环境，以便能够立即做出反应。这时候，我们的突显网络就发挥作用了。它能够在我们需要的时候将大脑切换到在线模式，反之亦然。这样，突显网络就能够让我们的大脑尽可能高效地处理大量信息，筛选出重要的内容，从而帮助我们渡过潜在的危机。

我们的大脑，或者说大脑中的突显网络，决定了我们在什么时候需要运行什么网络。我们应该立刻注意到某个信号，还是可以暂时忽略它？突显网络的选择并不多——它只能激活离线网络和在线网络这两者之一。如果某个信号具有危险性，非常紧急，那么在线网络就会被激活。而如果情况允许我们走神，那么离线网络就能发挥作用。这也是为什么我更倾向于将突显网络称作"交换网络"。

交换网络总是蛰伏在我们的大脑中。有的事情触发交换的速度比较快，比如疼痛就会立即吸引交换网络的注意，并让它激活你的在线网络。疼痛其实是一个报警信号：你的身体正在通知你，身体的某个部位受到了伤害，需要采取行动来及时止损。所以现在你的全部注意力都应该集中在这种痛苦上。当你疼痛的时候，是否曾经尝试过用其他事情转移注意力？这很难做到，对吧？唯一真正有用的做法是在其他地方施加疼痛。除了疼痛，身边发生的动静也是突显网络极为重视的一种信号。移动的物体会立即引起大脑的注意。有一次，我正安静地坐在水边，将脚泡在水里。忽然我就被吓了一跳，原来是一只小鸟从相距不远的地方向前跳了几步。这是很正常的自然现象。但物体开始移动，在线网络就被激活了，因为交换网络一旦发现动静就会发出警报。这其实很正常。想想原始人吧：他害怕所有的动静，因为哪怕是最小的动静都可能代表着危险的降临。而如果身边的环境安静了太久，我们有时也会失去冷静，这也就是暴风雨前的沉默。

# 5
# 警报，让大脑离线！

———

听起来，我们的大脑似乎是个完美的系统。可遗憾的是，它并不是，或者说这个系统并不完全适用于我们的现代社会。因为当手机上出现一则新通知时，你的交换网络就会命令你："回复！"当屏幕上显示你收到了一封新邮件时，你的大脑会想："这可是要命的！我必须倾尽一切来回复这封邮件！"

我们的大脑在线的时候太多，离线的时候太少。因此，我们要有意识地助交换网络一臂之力，多多切换到离线模式。因为如上所述，我们的创造力和同理心的关键就在离线网络之中。

---

### 吊人胃口的收尾工作

你有没有想过，为什么餐厅里的服务员能准确地知道哪些顾客还没有付钱？那就是因为还没付钱的顾客是需要收尾的工作。

蔡格尼克效应是一种心理学现象，指人们对于尚未处理完的事情，比已处理完成的事情印象更加深刻。这个效应的名字来源于苏联心理学家布鲁玛·蔡格尼克（Bluma Zeigarnik，1900—1988）。蔡格尼克观察出，在公共场合中，服务员能够清楚地记住尚未付款的顾客的消费内容，却对已经买完单的客人印象不深。

---

蔡格尼克的研究基于一种假设，即我们的记忆会区分未完成和已完成的任务。未完成的任务（需要收尾的工作）仍然留在记忆中，解决这一任务的网络仍然保持活跃。这时候，大脑就没有足够的空间来激活默认网络了。

剧作人常常擅于利用蔡格尼克效应：一集电视剧如果在剧情高潮戛然而止，就会被大脑视为需要收尾的任务。于是相比于一些干净利落的结尾，我们就更容易记住这个中断的剧情，从而在下个星期更有可能接着观看这部剧。

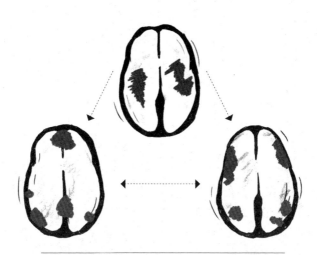

图3　三个脑网络。突显网络通过信号的严重性和紧迫性，决定着下一步需要运作哪个网络

## 脑网络的名字究竟是什么？

神经科学家总是想把一切事物都叫得很复杂。他们会使用默认网络、中央执行网络和突显网络这些术语。你可能会在其他书籍或文章中见过这些术语，所以我也在本书中提及了它们。但在后面的正文中，我将使用"在线网络""离线网络"和"交换网络"这些更容易理解的语言。

# 6

## 奖励的欺骗性

——

除了离线网络、在线网络和交换网络之外，我们的大脑中还有几百种网络，但限于篇幅我无法在本书中详细阐述。举例来说，我们还有记忆网络和恐惧网络，每个脑网络都十分有趣。更有趣的是人们还常常对这些脑网络产生误解，比如很多人都觉得记忆藏在大脑的某一个部位之中。事实可不是这样，我们的记忆分布在整个大脑专门用于记忆的脑网络之中。这非常令人难以置信，也颇有趣味，但我们恐怕要再写作一本书才能讲清这个问题。

本书中会略微提及大脑中的奖励网络，因为它和我们的在线网络有着重要联系。大脑的奖励网络由一部分脑区组成，这部分脑区会产生一种叫作多巴胺的神经递质。我们受到刺激时，比如说吃巧克力、做爱、购物等等，这个网络就会活跃起来。甚至不需要受到真正的刺激就能够将奖励网络激活——有时只需要想想就够了。

奖励网络其实对我们有些欺骗性，因为它并没有真正给我们奖励，而是只给出了一个承诺。当目标实现之后，多巴胺的分泌也就立即停止了。于是，大脑让我们觉得与生存有关的活动也令人快乐。

举例来说：你想吃蛋糕，就从店里买了蛋糕回家吃。这会给人带来很大的快感，你的多巴胺水平也会立即上升。但蛋糕一吃完，快乐就结束了，你甚至会感觉有些不开心，只能再去吃下一个蛋糕。

我的一个朋友对某款名车梦寐以求了十年。他为了攒钱买车省吃俭用，不去旅游也很少出去吃饭。几年后，他攒够了钱，买了车。过了几天，他跟我说，买车的那天是自己一生中最不开心的一天，因为他没有梦想了。多巴胺给了他足够的动力来攒钱，但一旦梦想成真，快乐也就不见了。所以，拥有远大的理想是件好事，即便你可能一辈子也实现不了它，但会受益于因此而产生的多巴胺。如果你对这一方面感兴趣的话，请务必去读一读凯利·麦戈尼格尔（Kelly McGonigal）的《变化的神经科学》①。

一切都始于我们注意到周围的环境中有以前曾带给自己快乐或满足的东西。此时此刻，多巴胺出现了，让我们能够想象到已经得到这种东西的满足感。于是产生多巴胺的奖励网络就让人们行动起来，走上追寻快乐的道路。但快乐和幸福本身不是由多巴胺引起的，这些感觉都来自其他网络。

多巴胺又被称为"意志力激素"，能够让我们把"想要"和"快乐"混为一谈。这种物质是在 20 世纪 50 年代由詹姆斯·奥尔兹

---

① 凯利·麦戈尼格尔所著的《变化的神经科学》（*The Neuroscience of Change*），该书尚无中文译本。

（James Olds）和彼得·米尔纳（Peter Milner）意外发现的。两位学者在老鼠的大脑中放置了一个电极，并对这些可怜的动物进行电击，想要在恐惧网络中引发恐惧反应。但老鼠们不仅没有逃跑，反而回来了，好像还想寻求更多的恐惧。老鼠有受虐倾向吗？电击似乎对于老鼠来说反而是一种奖励。这是为什么呢？研究人员甚至可以通过电击"奖励"，让老鼠向任何方向奔跑。这些老鼠是有灵性还是受虐狂？很快，两位学者就发现，是电极的位置放错了。电极并没有被放入恐惧中枢里，而是插进一个当时还无人知晓的脑区：多巴胺网络（奖励网络）。

奥尔兹和米尔纳并没有真正搞明白这究竟是怎么一回事，于是他们决定做一个新的实验。他们安装了一个巧妙的设备，让老鼠可以通过一个小杠杆电击自己，但使用杠杆的话就够不到自己的食物了。结果两人发现：和食物相比，老鼠更喜欢电击。它们一直忙于电击自己，不去进食，直到最终幸福地饿死。

这个实验前所未有地展现了多巴胺的成瘾性。多巴胺有很多积极的方面：它给我们提供了走向外界、艰苦奋斗的意志力；当奖励近在眼前的时候，它也会让我们感到愉快。但一旦将奖励拿到手，多巴胺就停止分泌了，大脑中的幸福感也会消失，你就只能再去寻找新的刺激。

如果你觉得人类比老鼠更聪明的话，那我可就要让你失望了：随便去一家自助餐厅看看吧，你觉得这些食物会让人们更快乐吗？或者审视一下自己：你是否也容易因为一封新邮件、一条新闻更新或一条社交媒体上的点赞而分心？别弄错了，这也都是多巴胺搞的鬼。我在本书的开头写过，每受一次刺激，我们都会收到一剂新的多巴胺，于是人们就会去寻找更多的刺激。但是，就像暴饮暴食一样，过度的刺激也并不会让我们开心……

# 7
# 人际网络

——

椋鸟群飞翔的时候，每只鸟之间都隔着适当的距离（每个方向都间距几厘米）。它们会形成相应的记忆，从而让自己飞到鸟群中合适的地方去。这种美丽的自然现象也可以看作是一种网络。

落单的椋鸟会很容易成为猎物。但即便是在群体中，单只弱小的动物也不一定安全：它还是很有可能会落在群体后面，而这正是猛禽所需要的。捕食者只要等待时机，然后就可以像炸弹一样袭击这些可怜的动物。这就是为什么椋鸟会有组织地像网一样飞行，尤其是当环境中出现了使鸟群迷惑或感到危险的信号时，它们更会选择这种飞行方式。整个飞行过程中，每只鸟都与同伴保持着完全相同的距离和一致的方向。当前排的鸟儿改变方向时，整个鸟群都会随之改变方向。所以鸟群里的椋鸟们有一种独特的交流方式，和我们大脑中神经元的交流方式非常相似。这样一来，椋鸟们就安全多了，捕食者能发起攻击的时机也少了，毕竟它们再也看不出哪只鸟在鸟群中最薄弱的地方。

生物似乎是注定要形成网络的。人类也形成了网络，几个世纪以来，人类之间的网络已经变得越来越复杂。第一个人类很快就意识到，独自生活非常危险，自己可能很快就会成为捕食者的美味零食。因此，这些最早的人类组成了部落，组建了以小团体构成的网络。通过分工和原始的交流，也得益于创造力和同理心，我们的原始人祖先在恶劣的环境中生存下来的概率大大提升了。

如今，我们面临着与远古祖先截然不同的威胁。但面对今天的这些威胁，我们还是最好能作为群体中的一员来解决问题。比如说，在当代，孤独会比吸烟害死更多的人。我们将在第四章就这个问题展开详细讨论。

# 第二章

# 别在该躺平的时候动脑子

# 1
# 无聊万岁

———

你是不是会觉得自己有时候对手头的事情无从下手，总是将计划向后拖延？你是不是总让房间乱得一团糟，把文件丢得到处都是？如果答案是肯定的话，那我可要告诉你个好消息：懒惰也许根本就不是什么坏事，恰恰相反，它对我们颇有益处。

无聊究竟是什么？当下，我们给无聊的定义大多是负面的。人们认为无聊代表着冷漠与缺乏兴趣，令人感到厌恶和烦躁。我们常常觉得自己可以自行支配的时间太少了，但和这种自行支配的时间不同，无聊却像是一件不愉快的事情，让人必须不惜一切代价来避免它。

一些历史学家认为，"无聊"一词是在工业革命期间拥有了负面意义的。当机器从人类手中接过更多工作时，人们就有了更多的无聊时间。当时，人们将无聊视为"魔鬼的耳朵"，要不吝代价地与之对抗。而在当时的规范下，人们必须辛勤工作，还需要拥有良好的职业道德。天主教的教义将懒惰视为七原罪之一，进一步增加了人们对于无聊的厌恶。然而，无聊却始终存在于世间。

无聊本身与懒惰无关，而是缺乏刺激导致的。如果没什么有趣或好玩的事情，人就会产生无聊感。如果你是这样想的话，那么穴居人、神父和隐士一定都觉得生活无聊透了——他们都没有什么有趣的事情可做。我还记得第一次买苹果手机的时候，一开始我很兴奋，但很快就气坏了，还觉得自己像个傻瓜一样，因为那些大家口口相传的软件都完全无法操作。那崭新的昂贵玩具的屏幕上满是神秘的小图标，它们本该是应用程序，但是当我打开它们的时候，这些东西什么反应都没有。"它们还都是出厂模式，"售货员说，"你可以自己设置，很简单的。"嗯，真简单……我花了好几周，才终于解锁了一点这个手机除了打电话和发短信之外的功能。更糟的是，这段时间我还必须为公司完成一份非常紧迫的任务。为了晚上能迅速做好报告，我每天都四处奔波。就这样，在某个忙碌的日子里，我可靠的电脑崩溃了。它再也启动不起来，只显示给我一个可恶的蓝屏。我尝试了一次又一次，它就是不启动。我打电话给修理人员，可他们跟我一样忙，两个星期之后才能过来。我苦苦哀求，告诉他们没有电脑我就要死了，但这些全都无济于事。

于是，我用好好的手机换了一部根本没法用的苹果手机，还失去了电脑。我被迫离线了！然后，奇怪的事情发生了。写过许多有关过度疲劳的内容的我，陷入了疲劳的无底洞。我什么都不想做了，头疼、脖子疼、肠胃不适、心悸、呼吸急促、健忘、孤独、焦虑，仿佛在被人追杀一样。最后我去看了全科医生，他建议我去休息。什么？那工作怎么办呢？好吧，既然医生都这么说了……

忽然间，天空就开阔晴朗起来了。我看见了太阳，感觉到一股一股的能量流回身体之中。我感觉到了节奏，享受着音乐，享受着与身边的每个人相处。我看到了这个世界有多么美丽，甚至还闻到过一次花香。但最重要的是，我变得更有创造力了。我看到了事物之间那些自己曾经视而不见的联系，解决了困扰我几个星期的问题。我不再那样目标明确，却能够和别人产生共情。我开始喜欢上了这种"无聊"的离线生活。

当你的大脑工作节奏很快的时候，它就会一直被工作的内容所占据，失去了创造的空间。你只需要专注于工作，努力干活。如果你不去思考新的点子，它们往往就会自己飘然而至；但如果你苦思冥想，反而会想不出新点子。

毫无疑问，我们正处于一个历史性的转折点上。很多人每天盯着屏幕的时间都超过了十小时。他们还能交朋友吗？还可以谈恋爱吗？还可以做善良的人或者关心别人吗？还有没有创造力呢？

在自己经历了尤里卡效应①之后，我开始研究假如我们什么都不做，白日做梦的时候，大脑中究竟会发生些什么。你的思绪游离时，大脑会立即切换到离线网络。突然间，你就想出了棘手问题的解决方案；突然间，你就清楚地看到了自己的未来目标；突然间，我们就理解了别人，然后我们就会变得温和，做出细致入微的判断。懒惰万岁！

———————————

① 指人类突然理解某个以前无法理解的问题的过程。

─── **书籍推荐** ───

　　在《无聊，一段迷人的历史》[①]中，作者彼得·托希（Peter Toohey）带领读者踏上了一段引人入胜的旅行，去寻求无聊的真谛：从澳大利亚的原住民到庞贝城的墙壁涂鸦，再到众多名人空洞的目光。他描写了青少年和成年人的无聊，也描写了克尔凯郭尔和叔本华等大学者的无聊。爱玛·包法利是古斯塔夫·福楼拜同名小说中的主人公，这是一个典型的有关无聊的故事。但小说出版后，福楼拜却被起诉了。难道起诉者对《包法利夫人》过度共情了？福楼拜后来被无罪释放，并成为世界文学长河中最璀璨的作家之一[②]。

---

[①] 彼得·托希所著书籍《无聊，一段迷人的历史》（*Boredom: A Lively History*），尚无中文译本。

[②] 《包法利夫人》是法国著名作家福楼拜的著名长篇小说，法国自然主义文学的先驱。但该书出版时却引起了一片哗然，有人起诉该书伤风败俗、亵渎宗教，但福楼拜后来被无罪释放，并从此名声大噪。

# 2

# 无聊与懒惰的区别

——

当你什么都不想，或陷入沉思的时候，你的大脑会游荡到未知的领域，展开前所未有的联想。真正的创意诞生在浴室里、被窝里，在你感到无聊的任何时候。不幸的是，人们往往把无聊与懒惰联系在一起，认为它非常消极。如果你游手好闲了一整天，就不可能指望有人来夸你。即便如此，你的效率可能比那些整天疯狂回复邮件的同事还要高。想给无聊找个正当的理由吗？今天，幸运的你能在有趣的神经科学研究里找到答案。

桑迪·曼恩（Sandi Mann）博士——一位职场情绪方面的专家——想知道人们为什么会感到无聊。她发现，我们最常感受到的两种情绪是愤怒和无聊。这并非巧合，因为人类的进化催生了这两种情绪。愤怒会驱使你采取行动，这是人类应激反应残留下的产物。在面对压力时，我们会选择战斗或逃跑。愤怒的话，就战斗；害怕的话，就逃跑。

在现代生活中，内在的某种愤怒促使我们直面当下的敌人（比如说工作的截止日期）。反过来，无聊促使我们寻找那些比朝九晚五更有意义的方式来消磨时间。换句话说：无聊可以防止你止步不前，让你去寻找解决旧问题的更新颖、更优良的方案。

沉思可以唤醒你离线的大脑。杯中的咖啡、淅淅沥沥的雨滴、花园里的草叶和蓟花……每件事物都有令人兴奋之处。但是，聪明的人懂得做出选择。曼恩博士进行了一些实验，首先，她给了测试者一些无聊透顶的任务（比如撕电话簿），然后让他们针对某些词语做出各种联想（比如"纸杯"）。结果怎么样呢？比起那些有事可做的人，无聊了很久的人能联想到更多的东西。无聊似乎能把人们引入某种精神状态，在这种状态下，人们能够联想到新的事物，从而更好地解决问题。

换言之，被清空的大脑往往可以做出惊人的发现。当我们闲下来的时候，脑袋里便会产生游荡的思绪——你肯定认得它，回想下这些情况：你忽然记不起来某人的名字了，怎么想也想不起来，绞尽脑汁后的你终于甘拜下风；但就在放弃努力去想之后，忽然间……又想起来了！又一个好点子，又一个好方案……仿佛都是凭空冒出来的。

在这个忙上加忙的社会里，我们仍然需要为沉思和白日梦留出时间，确保我们的大脑可以自由地神游天外，这样，我们才能想出最好的点子，大脑才能得到休息。

我还记得从前电台和报社来采访我，让记者到我家里对话的情景。这很有趣，当时的记者们也通常都能写出好文章。但现在，采访的进程变得很快。人们总是在我不方便的时候给我打电话。我甚至已经把他们最有可能问我的二十个问题列出来了，希望……十五分钟后，采访结束了。听众和读者们从采访中得到了源源不断的建议，却不知道自己为什么要按照建议去做。他们几乎没有时间去深入思考或放缓进度。每年夏天，我都很羡慕那些受邀参加《夏季客人》①节目的人。我很想参加这个节目，没有铃声、没有口哨，有的只是一个主持人和一个嘉宾，他们可以相互交谈三个小时。这简直像做梦一样美妙，不是吗？

因此，人们通常不是通过集中精力来想出创造性的解决方案的；相反，他们应该让自己的思绪先游离一段时间，把头绪理清楚。但这也正是我们难以做到的地方。2007年，苹果手机上市，从此我们的大脑就被手机占满了。我们总是忙着看手机：火车上、汽车上（开车的时候不能看手机！）、和别人说话的时候（这很不礼貌，但手机永远是第一位的）、家里、健身房、走路和骑车的时候……我们似乎爱上了智能手机。有时候，我甚至觉得，智能手机比人们的伴侣得到的时间和关注还要多。手机就像一个哭闹的婴儿，我们总是将它带在身边，出一点动静都会立即去"照顾"它。

这并不意味着我对这种新科技有什么异议。恰恰相反，智能手机就是一个奇迹，只要我们学会合理利用它，就能够得到很多好处。

---

① 《夏季客人》：*VPRO Zomergasten* 是荷兰公共广播公司 *VPRO* 每年夏天播出的电视节目，主要内容是对说荷兰语的各国名人进行的访谈。该节目的每一集都会占用整个周日晚上，通常会持续三个小时。

# 3
## 关于白日梦和创造力

———

*"我想要插上梦的双翅，可我的心却在原地徘徊。"*

——斯蒂文·赖特（Steven Wright）

———

每到夏天，我都会惊讶于人们为了在海边待上一会儿，竟然可以在闷热的堵车中忍受好几个小时，只是为了让他们自己不觉得无聊。

我说过，人们错误地给无聊冠上了负面的名声。因此，也许我们应该一同将"无聊"这个词从我们的词典中去掉，转而以"白日梦"代之。尽管这个词并不能百分之百地扭转负面的含义，因为人们还是会觉得你做白日梦的时候其实也什么都没做。但事实可并非如此：做白日梦的时候，大脑还在拼命运作！

托马斯·爱迪生最广为人知的发明是灯泡，可他对于科技进步最大的贡献却大概是他在1876年前后建立的研究实验室。建立实验室的想法是革命性的：现在的每个科技公司都有这样的研究实验室，但爱迪生是第一个建立实验室的人。在门罗公园发明的大部分东西都以他的名字申请了专利。10月21日，历史性的一刻到了，他的灯泡第一次发出了光芒。可我觉得，爱迪生真正亲自发明灯泡的可能性很小。他一直忙于管理公司之类的各种事务，一分钟都不可能感到无聊。那他的大脑怎么有时间去想新点子呢？

最近神经科学的研究让我们对大脑的工作方式有了更深入的了解。大脑从不休息：它无聊的时候不休息，睡觉的时候也不休息，夜以继日，永不停歇。只是大脑在不同的时间会做不同的事情。工作的时候，在线网络是活跃的，从而让你专注于完成某项工作。很多人认为，睡觉的时候，休息网络或离线网络就会被激活。但事实并非如此，睡觉的时候，你的大脑会忙于处理许多不同的杂事：清理废物和杂质、锻炼记忆力并消除心理的紧张感。

只有当你思绪游移或白日做梦的时候，离线网络才会发挥最好的作用。是的，只有让大脑走神，你才会产生创造性的、崭新的见解。这不仅很有趣，还能让人精力更充沛。

小孩子最经常做白日梦。我还能想起自己以前经常一个人走来走去，满脑子都是白日梦，想象着最不可能实现的事情。一根树枝就是我的工具，一片叶子就成了艺术品，一场对话就是在演戏。随着年龄增长，我们还会做白日梦，但内容却发生了变化。青春期的孩子在睾丸素的作用下，有时会变得叛逆。但随着年龄继续增长，智慧和创造力也会随之而来，孩子们的利他主义逐渐增加，离线网络也会逐渐拥有更大的空间。

很多患有倦怠症、心脑血管疾病、高胆固醇等富贵病的人，生活节奏都非常快。但经常白日做梦，让大脑离线，比起总是让大脑在线反而更健康。离线时，你会更多地关注人际关系和创造力，而这些都是生活中必不可少的。后面我会介绍一个来自哈佛大学的研究，该研究表明，良好的人际关系能让人健康、长寿、幸福，但前提是你得经常让大脑离线。

## 放松小贴士

让我们从一个简单的小练习开始。请你静静地坐在椅子上，双脚着地，靠住椅背，闭上眼睛，什么都不要想……

你瞧，这其实很难做到。大多数人都几乎不可能让大脑完全陷入空白，他们的思绪会在脑海中涌动。这就已经很好了。请继续练习，就这样让思绪自然地涌上你的心头，然后在五分钟后写下自己的所思所想。

我和你一同进行了做白日梦的练习。我闭上了双眼，尝试什么都不去想。但我突然就想起来："哎呀，我得赶紧给同事写一封关于睡眠结构的邮件。啊，我必须弄清楚深度睡眠是什么，否则就会发胖，然后碰上那个'沉默的杀手'——2型糖尿病。说到杀手，你觉得这个城市里有杀人犯吗？"一个联想接着一个联想，我没法完全不去想任何东西。我的脑子就是停不下来，脑细胞像着了火一样运作着。思绪像泡泡似的扑通扑通往外冒，不停地喷涌而出。

　　说到白日梦，很多人会自动联想到自己静静地坐在某个长椅上，什么都不用做。这的确能够简单而非常有效地让你的大脑离线。也就是说，做白日梦，就是不给自己的大脑强加任何工作。你只用单纯地盯着一片飘动的树叶，或者望着玩耍的鸟儿们，做些用不到脑子的事情。

　　当然，也有其他的方法能让我们做白日梦。比如荷兰著名神经科学家埃里克·舍德（Erik Scherder）就曾长篇大论地论述了为什么走路对我们的大脑那么重要。按照他的说法："不用做什么复杂的运动，走一走就行了。"

　　坐着不动对我们的身体健康和大脑都会产生消极影响。久坐还会增加罹患肥胖和 2 型糖尿病的风险。我们久坐之后，对胰岛素的敏感度会降低，从而增加心肌和大脑血管堵塞的风险。充足的运动可以预防血管堵塞，还能增强大脑的灵活性。我们走路的时候，大脑可以制造新的脑细胞，还能将之前无用的联系清理掉。只要每天走到一定的步数，我们的大脑就会因为有了新的体验而产生新的联系（一般需要走到一万步，但只要随便走走都比不走要强，不要将走路当成一件苦差事）。哪怕你每天都走一样的路，最后甚至都感到厌倦了，我们的离线网络也能够创造出崭新的体验。

　　当你运动的时候（不一定要跑马拉松，静静地走一走就够了），会或多或少地忘记自己的负担，这让你的大脑可以有空去离线。我每天骑车去上班，已经坚持了很多年。你可能会觉得这样很无聊，但有的时候，我能看到路上的坑坑洼洼和路边的野花，有的时候我能闻到运河里的水腥味儿，听到鸟儿的叽叽喳喳。突然，我就想出了该如何解决困扰了我一个星期的问题。骑完自行车，来到办公室里，我的在线大脑运作了起来。如何正确地制订刚才想到的方案？我需要紧急联系哪些人？要如何提高公司的效益呢？对我来说，这就像是让苹果先落在牛顿的头上，才会引发有关万有引力的研究一样。我总是先用离线大脑进行想象，然后再用在线大脑制订出具体的方法和计划。有时候，我会一连几天都在思考某些问题如何解决，有的问题很简单，比如要给孙子买什么礼物；有的则更严重一些，比如如何完成难以撰写的专业档案。好吧，其实大部分问题的解决灵感都是我骑自行车上班的时候从天而降的。

将注意力从你正在从事的活动中转移开来是一项重要的技能。它可以让你更好地发挥创造力，将注意力集中到自身内部。

或许你也注意到了，有时候——比如在看书或看电视的时候——你走神了一会儿，自己的思绪就会飘向一个充盈着感情、思想和想象力的内心世界。有时，你甚至会和小说或电影中某个不存在的角色产生共鸣。

也许走神并不像你一开始认为的那样，只是漫无目的地什么都不想。你的离线网络其实正在全速运转：你的大脑正在产生各种新的联想，有关自己和他人，有关过去和未来……你可能会无法专注于手头的工作，但会得到丰厚的回报。据说，最有创造力的人，会把一半醒着的时间花在与工作或职责完全无关的神游上。要解开走神的谜团，我们还需要做很多研究。但已经有许多科学家认为走神可能有很大用处，比如走神可以解决很多心理健康问题，能够规划未来，让未来的道路变得清晰，描绘出自己的理想形象，并且还是我们践行计划和任务的关键。

当然，你们也要注意，不是所有的金子都会发光。走神也是要付出代价的，可能会让我们犯错、造成交通事故等等。

有些精神疾病和焦虑症可能也与走神有关。如果你做白日梦的时候总是想到些阴暗的事情，最后可能就会陷入消极的旋涡。反复的沉思也可能在一定程度上恶化创伤后应激障碍（PTSS）。你的思绪始终在回忆自己受到的创伤，从而忘记了其他的经历。这就相当于受过的创伤重现了，会造成许多痛苦。无论如何，我们很有必要就这一方面采取进一步的研究。

## 创新没有技巧

不要和你的团队在某个"有创意"的地方聚在一起，然后根据提前想好的场景进行"有创意"的头脑风暴，这永远行不通。练习出来的"创意"通常是毫无价值或者事先已经安排好的。要想真正发挥创造力，你就需要沉思，至少要把大脑中的那些日常刺激都关掉。奉命行事的时候，你永远都没法创新。你也不会因为什么技巧而变得更有创造力，因为创造力只是大脑离线带给你的礼物。

# 4
## "我感受到了你的痛苦"

——

"几乎所有的想法都是无意识的，我们必须学会与心中那个神秘的地方进行沟通。它有着自己的语言，而符号可以辅助我们进行沟通。"

——艾尔莎·蓬塞（Elsa Punset）

——

　　昨天坐火车的时候，我对面坐了一个女人。忽然，另一个女人在她旁边坐了下来。她看了第二个女人一眼，避开了眼神交流，然后拿出苹果手机，滑动起来。这是怎么一回事呢？

　　我们的大脑需要努力理解这一信息。这个情景中有着情感的交流和肢体语言，但没有人说话。现在我们就要靠另一种语言，也就是心智理论和同理心的语言了。我们提起共鸣的时候，一般也会提起离线大脑。我们可以通过经常让大脑离线来培养同理心和创造力。

　　心智理论是一个心理学术语，指的是人们在没有明确用文字表达的情况下，理解他人的心理状态、意图、欲望、情绪和见解等等的能力。

　　这一切也许听起来很抽象，但实际上却很简单。想象一下：你忙完一天的工作之后回到家。当天你和一个同事产生了争执，但不想和别人说这件事。于是，当伴侣问你今天过得怎么样的时候，你就会露出勇敢的笑容，回答"很好，很好"，然后很快就开始谈些别的事情。

但有些时候，尤其是如果你的伴侣对你有点了解的话，对方就会意识到，你肯定心里有事情。这就是心智理论：你的言语中并没有表达出什么，但伴侣却从你的行为中"读"出了这一点。

温斯顿·丘吉尔曾经就有这样的一则逸事。一天，在某场各路政要都去参加的晚宴上，丘吉尔看到一位与会者将一个银制胡椒粉罐塞进了口袋。偷窃？但他又不能在那种政要云集的情形下随便提起这种问题。身为一个政治家，他可不想引发一场外交骚乱。如果小偷否认该怎么办？这绝对会引起一场骚乱：英国首相竟然会诬告别人。丘吉尔当时是怎么做的呢？他学着那个人把盐罐子放进了口袋，找到那个小偷，对他说："我觉得有人在监视我们，我们是不是应该把盐罐和胡椒粉罐都放回去？"

丘吉尔显然精通心智理论：他能读懂别人的情感和借此做出的行为，并利用它们为自己服务。

同理心和心智理论密切相关，但要比心智理论更深层，更接近本质。"同理心"一词来源于希腊语，意思是同情心，也就是对他人的处境和情绪感同身受的能力或技巧。因此，同理心能够让我们真正站在他人的立场上思考。你不仅能清楚地解读别人的行为，还能设身处地地去同情他们。

但我们要如何获得这些能力呢？怎样才能解读别人的行为，

理解这些行为背后的情感和想法？答案就藏在我们的大脑中，在心智理论之中。

以说服别人为生的人，例如销售人员、演讲者和政治家，经常会善用这一能力。他们很清楚，自己的行为会对受众产生影响。比如说，有的总统候选人可能会在演讲中流泪（当然，也可能不会流泪）。观众很有可能会对此做出正面的反应：显然，演讲者也只是一个和他们一样的"普通人"。在场的观众也很有可能会被煽动情绪，落下泪来。

还有许多这样的例子。比尔·克林顿也是颇为令人信服的政治家，因为他勇于表现自己与众不同的同理心。例如 1992 年的时候，他遇到了艾滋病活动家鲍勃·拉夫斯基（Bob Rafsky），说出了那句令人难忘的"我感受到了你的痛苦"。约翰·肯尼迪也同样利用过人们的同理心。1963 年 6 月 26 日那天，肯尼迪在西柏林的演讲中曾说过："我是柏林人"[①]，这句话至今仍然颇负盛名。西柏林人立刻就相信了，觉得他们可以依靠"西方"的坚定支持。

虽然亟待研究，但同理心的根基很大程度上也来源于离线网络。洞察真实的自我能够提高我们与他人的共情能力。只要我们了解自己，就很有可能去理解他人的行为，有时甚至能够真的感受到他人的情感。

---

① 原文为德语。

对一个婴儿来说，如果你告诉他什么有趣的事情，他就会笑；而如果哪里出了差错，他就会哭。即便还不能完全理解语言的含义，婴儿也能够迅速明白别人想表达什么。他们很快就能够学会人类的各种反应，并且理解这些反应出现的原因。他们会笑，会和娃娃玩，把娃娃放在床上，有的时候还会给娃娃盖上毛巾。这是怎么做到的？答案其实非常简单：婴儿会模仿父母的行为。

我们在出生后不久就学会了去理解他人，并通过联想和自己的经验来预测他人的行为。再往后，我们甚至能够揣摩他人的想法和感受，通过观察和模仿来传达和理解信息。最后，我们学会了说话，但有关这方面的学习却并没有就此结束。

心智理论在生活中得到了进一步发展。我们的生活经验越来越多，产生的联想也越来越多。同时，想要拥有良好的社会关系，我们还需要去了解人与人之间的差异。

研究员维默（Wimmer）和佩纳（Perner）曾进行过一项著名的莎莉-安妮测试，目的在于考察儿童能否从别人的角度看待问题。测试开始时，被叫作莎莉和安妮的两个玩具娃娃躺在桌子上。桌上还放着一颗弹珠、一个盖着布的篮子和一个盒子。

莎莉拿起弹珠，将它放进篮子里，用布把它盖上，然后离开了舞台。等莎莉走后，娃娃安妮又从篮子里拿出弹珠，放进盒子里。她关上盒子，又把布盖回篮子上，让人看不出篮子现在是空的。之后莎莉回来了。她想把弹珠找出来。这个时候，调查员就会问参与调查的孩子（他们都是四岁），娃娃莎莉会去哪里找弹珠？

维默和佩纳的测试表明，大多数四岁的孩子都认为莎莉会去找盒子。他们理所当然地觉得，既然自己已经看到了最后弹珠是放在盒子里的，那么每个人就都应该知道这一点。

如果你对六岁的孩子做同样的测试，他们就更有可能回答：莎莉要去篮子里找弹珠。这些孩子确实知道弹珠在盒子里，但他们现在也能想到莎莉不知道这件事。换句话说：六岁的孩子已经能够设身处地地为莎莉着想，而更小的孩子通常还做不到这一点。

思想和感情是隐秘的。但在六岁左右的时候，我们似乎逐渐形成了一套关于世界如何运作的理论。随着时间的推移，我们开始知道，人都有特定的信念、感情和思想，这些都会影响到他们的行为。这样一来，我们就能够"猜"到对方到底在想什么了。举例来说，我的邻居对我很友好，所以她可能会喜欢我。严格地说，你并不知道是不是真的这样，但从这位邻居的行为中，你能够推断出她喜欢你。

渐渐地，这个心智理论的范围越来越广。从两个人到三个人、四个人，再到整个群体、社区、民族……心智理论构成了群体行为的基础。我们在本书的第四章中会看到，这种群体行为可以是积极的，但有时也会导致匪夷所思的冷漠和残酷。

我们一辈子想要实现的所有目标，都和人与人之间的互动有关。在这种互动中，我们需要用到自己的离线网络。毕竟，离线网络会首先对别人的思维内容和具有强烈感情冲击的社会时事做出反应。当我们想知道别人的心境时，离线网络就会变得活跃起来。

只有这样，我们才能够更好地理解他人。意识到别人对世界的认识可能与我们自己的不一致，是大脑发育中最重要的里程碑之一。离线网络让我们有机会从对方的角度看待问题，对于人与人之间的交往至关重要。像是良好的沟通、同理心、领导和教学能力等等，都可以通过离线网络轻松地得到增强和提高。

所以优秀的心智理论非常重要，可以让你了解其他习惯不同、肤色不同、社会阶层不同的人。你要明白，如果没有这种技能，人生就很难获得成功。工作中出现的很多问题也都可以追溯到心智理论的发挥失误。每次我们调查职业倦怠的原因的时候，总会发现排名前三位的原因分别是：同事工作不到位、与同事有强烈意见分歧、上司难以沟通或与之发生了冲突。

通过离线网络，我们可以正视、减少甚至解决这些问题，降低职业倦怠的风险。当然，这种方法也需要定期休息，这样我们的离线网络才能够发挥作用。

### 自闭症与心智理论

　　想知道心智理论和同理心之间的区别，最好的办法就是去看看那些大脑工作方式不同寻常的人。举例来说，自闭症谱系障碍患者的心智理论运作方式就和常人不同，所以他们接触社会的能力就比较差。这一群体很难正确地解读对话中的隐喻或双重含义，只能从字面上去理解讽刺和挖苦。当然，这往往会导致误解。他们也难以理解肢体语言，很难真正与别人产生共鸣，因此也很少表现出同理心。虽然我们现在还不清楚具体情形，但对这些人而言，让大脑离线可能比常人更加困难。

# 5

## 离线大脑的最大敌人：过度兴奋

———

"让开，让开，让开，我们过得无比焦急。"

——赫尔曼·范·维恩（Herman van Veen）

———

赫尔曼·范·维恩清楚地表达出了我们如今要怎样才能一边走路，一边在手里抛耍着所有的球：我们奔跑、跳跃、飞翔、潜水、跌倒，然后爬起来再次走上旅程。就在我们逐渐开始深刻地意识到为什么休息、放松和做白日梦如此重要的时候，注意力却又被外面的世界无情地吸引走了。

如今，我们获取信息的能力之强可谓前所未有。你看，到处都有人盯着手机屏幕：咖啡机旁、医院的候诊室里，甚至是走在大街上。"错失恐惧症"（FOMO）这个词已经家喻户晓。如果我们离线一会儿的话，会不会错过重要的信息？很多人都认为答案是肯定的。在飞机降落的时候观察一下就知道了，当手机信号失而复得的时候，大家就会像疯子一样抢着去用手机。让所有的阿姨和其他亲戚知道他们已经着陆了，要在社交媒体上看看今天有什么热搜，好像微不足道的事情也变成了重要的新闻一样。《今日心理学》杂志将错失恐惧症和疲劳、倦怠、压力、睡眠问题等等联系了起来。

## 万岁！享受错失！

渐渐地，一种和错失恐惧症相反的运动出现了。有些人提出，我们反而应该在生活中错过更多的事情。这样你就能享受到错失的喜悦。变得无知一点，不知道远方的朋友又去哪儿旅行了，不知道最好的新餐厅是什么，也不知道有哪本重要的书不得不看。无知一点并不是什么坏事。去郊外走一走，听一听鸟鸣和风声，闻一闻草木的幸福芬芳，感受环境的寂静，看一看美丽的景色，摸一摸路上遇到的一切美好事物。享受让大脑离线的过程，然后你就会发现，回到忙碌的世界之前，你产生了新的创意。放松自我不是在浪费时间。

幸运的是，我们的大脑已经学会了怎样在短时间内处理大量刺激。以前，人们喜欢用电脑来比喻大脑。我们的感官向大脑输入信息，然后大脑开始工作，对输入的内容进行处理，再进行输出。输出的信息转化为电信号和神经递质，控制我们的身体，让我们产生想法，引发我们的情绪。

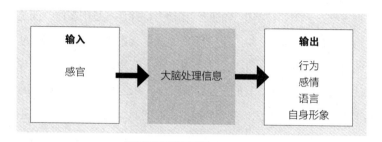

图 4　简化后的输入处理模型

　　当然，现实中的情况比上图所示要复杂得多。首先，人与人"思考"的方式不一定相同。美国心理学家、诺贝尔奖获得者丹尼尔·卡尼曼（Daniel Kahneman）在其开创性的著作《思考，快与慢》[1]中，将思维系统分为两种。系统 1 不需要花功夫去思考，它工作得也非常迅速。你看到别人穿了一件新外套，就会立刻意识到，自己也是时候把头发剪得整齐些了。这样的念头会突然冒出来，被大脑强加给你。这是偏见和联想网络正在发挥作用的表现，这时候也许你在用模型思考，也许在用图像思考。可一瞬间，一个联想冒了出来，你就准备好了该去采取什么行动。我们将这种现象称为"直觉"。

　　卡尼曼还描述了系统 2，也就是逻辑、理性思维的系统。这

---

① 2002 年诺贝尔经济学奖得主丹尼尔·卡尼曼出版的畅销书，原书名为 *Thinking, fast and slow*。

种思维方式需要花费更多的时间和精力，并且不是用图像，而是用文字来进行思考。由于运作系统 2 需要大量的精力，我们无法始终保持这种思维。很快，我们就会陷入沉思，不断地重复同样的信息。除此之外，我们还会经常因为不请自来的系统 1 而分心。于是人们就有了偏见，在看到有些东西的时候，会不自觉地产生联想。而我们总是认为自己是对的，如若不然，就会对这些东西产生消极的偏见。大家都知道，搭乘飞机是一种安全的出行方式。但是大多数人的关注点更多地放在了飞机出过多少事故，而不是安全降落了多少次上。因此，直觉告诉我们，坐飞机是危险的。于是，我们坐飞机时产生的压力要比堵车时大得多，尽管堵车的时候远比坐飞机出事故的风险更高。

卡尼曼所说的系统 1 与离线思维有相似之处，而系统 2 与在线思维有相似之处。

| 系统 1 的思维 | 系统 2 的思维 |
| --- | --- |
| 自动 | 自觉 |
|  | 在线 |
| 离线 | 慢速 |
|  | 逻辑 |
| 快速 | 自控 |

图 5　以卡尼曼的工作为基础绘制出的两种系统的思维方式

064

卡尼曼的理论充分证明了，我们的大脑运作比"输入—处理—输出"的模式要复杂得多。这是很符合逻辑的，因为单单用这种模式运作的话，我们很快就会变得过度兴奋。想象一下，如果我们必须逐一理性地处理所有的刺激……

精神科医生艾里斯·索默（Iris Sommer）就职于格罗宁根大学医学中心。她在自己的书《七种感知》[1]中详细解释了我们的大脑是如何保护自己不受过度刺激的。我们只通过感官感知一部分输入，然后通过大脑的运作和我们自己的经验、认知背景进行补充。我们不仅通过五官来感知世界，还通过自己的期望、怀疑和对世界的认知来感知世界。

因此，我们大脑的运作不是线性的，并不是每一个输入都会被大脑很好地处理并输出。事实上，大脑的运作要比这复杂得多：信息的处理和行为都不是简单的线性过程。

大脑不会等待信号，它永远都不是被动的。恰恰相反，大脑不分昼夜都在处理信息，永远都在感知和输出。

---

[1] 艾里斯·索默所著畅销书《七种感知》（*De zeven zintuigen*），以印度孟买为背景，描写了旅行时的种种感官变化。

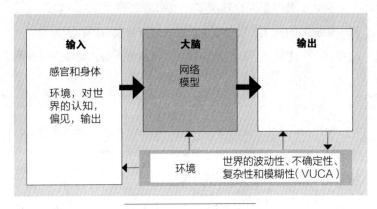

**图6　修改后的输入处理模型**

　　根本没有足够的时间或精力让大脑线性地处理所有刺激。刺激太多了，我们的大脑根本不可能一一处理。

　　你的注意力是由视觉、听觉或感觉的偏好引导的，并且你的信念、标准和价值观也决定了自己的认知。这也不一定是坏事，因为遇到刺激的时候，思考并不一定总是明智的。比如碰到危险时，原始人并不会仔细去想："有野生动物靠近，会不会是来捕食的肉食动物？我们来看看，哦，是大型肉食动物。看，这是一只剑齿虎！那我还是逃吧。"事实上，他的大脑会直接跟他说："快跑！"他就已经跑了。当然，这种思维会遇到很多限制，尤其是当现在这个世界已经变得越来越复杂的时候。

如今，我们的内心比起以前已经产生了变化，自身之外和社会也有所变化。我们的寿命变得越来越长，对工作和道德的看法也发生了很大的改变。

我们正生活在一个 VUCA 的世界中。VUCA 这个缩写首次出现在美国陆军战争学院，四个字母分别代表着：

1. V：波动性（Volatiliteit）。世上的一切都在以令人眼花缭乱的速度变化着。今天的好事，明天可能就会变成坏事。所有的事件和事实往往都是不稳定而且波动着的。看看股市就知道了，今天涨，明天跌。根据这些股市数据，人们很难做出靠谱的预测。我有个熟人在跨年夜炫耀自己的投资。他在股市上赢了一大笔钱，还说我们傻，因为我们把钱安全地存在储蓄账户里面。几天之后，美国总统改变了地缘政治的战略。我现在已经听不到那个人吹牛了，因为只过了短短两天，他的盈利就全部化作了泡影。

2. U：不确定性（Uncertainty of Onzekerheid）。不确定性通常是波动性导致的。公司创立，又破产，来来去去。其实相比于祝福，正确的新年寄语应该是"我们什么都不知道"才对。长期规划比以往的任何时候都更重要，而新的规划总是包含着诸多疑问和不确定性。

3. C：复杂性（Complexiteit）。企业、政府工作和交通中，网络和计算机模型应用变得越来越多。你的工作可能已经因为信息化而产生了翻天覆地的变化，而我们现在也只处在数字革命的初期而已。机器人将会成为我们未来的新同事。

4. A：模糊性（Ambiguïteit of Dubbelzinnigheid）。"我们这里就是这么做的"这种话已经不能用了。你会因为自己的努力而受到表扬，但人们总是在以和你不同的方式做事，并且越来越不考虑你的看法。

# 6

## 没有人会与其他人完全一样

——

面对瞬息万变的世界，我们需要创造性地、充满激情地、感同身受地参与其中。幸运的是，人人都有着让我们能够拥有这些特质的离线网络。下一章中，我将详细阐述如何通过不同的方式来训练离线大脑，以便更好地应对世界的波动性、不确定性、复杂性和模糊性（VUCA）。但在此之前，我还需要将一些缺失的信息补充完整。

我已经阐述过了人类的大脑和当今世界的关系，但人类本身作为独立个体也非常重要。因此，接下来我将谈一谈如今人们划分的各类人格。内向型和外向型性格的区别极为重要，我将重点阐述这两者之间的差异。

一群人正坐在礼堂里听讲。有的人在做笔记，有的人在认真观察，有的人很无聊或者在讨论其他话题，有的人开始不耐烦起来，还有的人想要尽快发言。

同一场合下，人们反应各异。这些个体差异很大程度上与我们的注意力更集中于外部世界还是内心世界有关。

本章中，我会尝试说明人与人之间的诸多个体差异。我的科学依据主要是基于大五类人格测试的各项最新研究。经历了数不胜数的精密研究，人们发现各类人格之中总是包含着五个最基本的因素。我们应该仔细地审视这五个因素。没有百分之百内向或外向的人，每个人都非常复杂。但我们只在这里讨论极端情况。简单来说，就是你没法直接把一个人分解成五个因素，人格要比这复杂得多，但我们可以通过以下五个因素，建立起一个模型，从而让问题变得更容易理解。

1. 神经质与情绪稳定。神经质的人容易怀疑自己、紧张、脆弱或者冲动。他们容易忧虑，缺乏安全感，往往会比别人更容易产生恐惧、焦虑、内疚等负面情绪，但他们非常擅于观察和团队合作。情绪稳定的人具有冷静、自信、稳重的特点。但这些人的缺点是觉得离线是在浪费时间，甚至觉得离线是懒惰的行为。

2. 外向性与内向性。这个因素描述了人们是如何看待外界的：外向的人更注重外部的世界，内向的人更注重内心的世界。外向的人喜欢与人相处，喜欢将一切付诸行动。他们的特点是健谈、有支配性、表现力强、情绪积极、开朗。内向的人则往往会有意识地去寻求宁静与安和。通常情况下，这些人更容易找到自己内心的平静，发挥出内心中蕴藏的能量。他们往往更善于分析，也更容易转换到离线网络。

3. 开放性。这个因素体现了一个人是如何处理新的信息、知识、感情、行动和价值观的。一个人有多擅长学习和理解他人的情感世界？他有多想做新的事情？他是如何对待艺术和文化的？这一因素中，我们会使用创造力、想象力、好奇心等术语。开放的人很容易使用离线网络，并且能够通过这一网络找到自己内心的能量。他们也很有同理心，因为他们觉得每个人都很有魅力。这些人会觉得总有一些东西需要自己去学习，他们的优势是创新能力。

4. 宜人性。这一因素指的是善良、真诚和慈悲等特性。宜人性高的人愿意相信他人，而这又是离线网络的特质。

5. 严谨性。这一因素体现了一个人对其任务的态度，包括一个人的可靠性、秩序感、结构感、守时性、注意力、毅力、目标性和业绩导向等等。这些显然都是积极的特征，与在线网络有关。但事情总有两面性，严谨性有时会导致人们沉溺于完美主义，从而忽视离线网络。

你的性格中，有一部分是由遗传决定的。目前人们正就生理和遗传对基础性格的影响进行深入研究，但成长和环境也对性格形成起着一定的作用。

还需要注意的是，你可以或多或少地拥有上述五个基本因素，因为几乎没有人能够情绪完全稳定或者情绪完全不稳定。大多数人都介于这两个极端之间。

除了这些人格特质的差异之外，人们的价值观、预期、态度、兴趣和喜好也各有不同。这些要素也将决定你更注重外部世界还是内心世界。

雷内·迪克斯特拉（René Diekstra）在《个人保养》[①]一书中，用一个有趣的比喻来说明五个基本因素的作用。他把这些基本因素比喻成五种不同的颜料。受到遗传的影响，这些颜色会相互混合，形成各种色调。有的颜色非常浓烈，而其他颜色则不那么明显。当混合的色彩接触到画布时，这幅画的基础就已经形成了。然而，我们还可以在原来的基础上再涂一层薄薄的颜料图层，这就是教育和（积极或消极的）环境的影响。现在，画上有些颜色更加突出了，而其他颜色则更不显眼起来。除此之外，人们还可以对画作进行润色和修饰。这就相当于人们等到更成熟之后接受的训练、教育或者治疗。但原有的颜色依旧会保留在画布上，永远无法消除。

对于那些前来欣赏画作的艺术爱好者来说，悬挂画作的环境非常重要。环境很大程度上决定了这幅画是不是会被人们当作美丽的艺术品。有的画作能在家中的客厅里营造出非常令人愉悦的氛围，但一旦放到了其他地方（比如说另一所房子的门廊里），这幅画看起来可能就像是一块不起眼的油漆。

换句话说，人格因素并没有特定的好坏。比如说，内向并不比外向好，也不比外向差，只是一个内向的人在某些情况下会比在另一些情况下做得更好。此外，我们周围的环境也在迅速变化

---

[①] 雷内·迪克斯特拉所著心理书籍《个人保养》（*Persoonlijk Onderhoud*），尚无中文译本。

着。一个人现在的职场优势，可能在几年后又会变成劣势。遗憾的是，招聘面试的时候没有人考虑到这些。你经常会看到，一个公司总是招聘同一类人，却总是希望公司里能有多元化的人才。

一直到几年前，内向的人还常常被人们低估。但现在人们的口风已经变了：越来越多的外向者发现，他们有许多要向内向者学习的地方。内向型的人可能会在离线网络上花更多的时间，他们比其他人都更需要离线：长时间的在线会让他们承受很大的压力，变得焦头烂额。

很不幸，我们今天的生活和工作方式依旧不那么适合内向者。在压力巨大而又繁忙不堪的现代社会中，内向者的很多特质都没能发挥出来。内向者们对过度刺激更为敏感，当遇到太多刺激、面对太多工作的截止日期和各种问题、社会交往不顺利甚至是生活过于常规的时候，他们就会产生不适，离线网络就会无法正常地运作。

比利时作家西奥·康柏诺尔（Theo Compernolle）将这一现象比作煤矿中的金丝雀。煤矿工人曾经会带着一只金丝雀一同下井。他们知道自己必须要密切关注这只鸟，因为如果它的呼吸出现了问题，就说明矿道中有矿井瓦斯气体。内向的人就像是公司中的金丝雀，能够让我们看出一家公司究竟是哪儿出了什么问题。

第三种人格因素，也就是开放性，同样体现了离线大脑的重要性。开放的人们总是对新的观点充满好奇。他们喜欢认识新朋友，也乐于进行新的体验。他们追求变化，不愿意拘泥于传统的信条和规则。

那么，理所当然的，开放的人往往都很有创造力。他们通常也富有感情，很容易读懂别人的想法和感受，并慎重地考虑这些因素。如果身边的革新不够快的话，他们甚至会显得有些叛逆。他们想象力丰富，常常回忆过去、畅想未来。开放的人还能够对别人的世界感同身受，喜欢置身于别人的想法之中，能够和意见相左或者来自异地他乡的人相处融洽。他们同理心很强，喜欢去了解自己身边的人，擅于倾听不同的想法和理论。换句话说，这些人喜欢待在离线的世界里。

我们每个人都是独特的，却都要适应同一种生活模式，这一点在工作中尤为明显。无论你是内向还是外向，无论你是否开放或者严谨，我们的表现都是通过标准测试来衡量的，而这些测试很少或根本不会考虑到你的特质。

我们为什么不根据人的特质来分配工作呢？我相信，如果内向者和开放者有更多机会让离线网络运作的话，得职业倦怠的人会大幅减少。同样，人们应该给严谨性高的人分配能够让他们充分利用这种特质的任务。

如果想让所有人都变成同一个模子里刻出来的，我们就会失去大量人才。如果那些适合离线的人不再成为累赘，而是充分发挥出他们的特质（例如创造力和利他主义）的话，公司经济和个人的发展都会从中受益良多。

不同的人格因素都在大脑中有一席之地。例如严谨性因素在额叶，更具体来说是在前额叶皮层，也就是在线网络的地方。我们用这块区域来计算、进行抽象思考和解谜，能够抑制或允许外界刺激的通过。这是一个有着逻辑和精准思维，充满工作截止日期的区域。我们可以用这块区域精准地执行任务，完善最细枝末节的工作。

你大致应该明白，一直这样严谨下去会很累。每隔一段时间，我们都必须离线一会儿，否则就会产生不良影响。

情绪稳定（或其对应的神经质）在另一个脑区。这个区域会对杏仁核产生影响。大脑中的杏仁核能让我们感到自己受到要挟并引发恐惧。产生这种恐惧不一定要经历真正的事实，它也可能会突然发作。这就是所谓的"杏仁核劫持"，是一种恐惧反射，体现了人对微小刺激的情绪反应。有时候，所有的刺激都可能会让人感到恐惧和不知所措。

## 杏仁核劫持

杏仁核劫持一词来自心理学家丹尼尔·戈尔曼（Daniel Goleman）。他在《EQ：决定一生幸福与成就的永恒力量》[①]一书中使用了这个词，用于强调我们大脑中的旧脑结构会对威胁立即做出反应，有时甚至会做出不恰当的反应。

虽然这种结构产生于数百万年前，能够保护我们，告诉我们周围有危险，但它也会影响我们在现代世界的生活，因为现代社会之中的威胁往往更加微妙。我们可以将杏仁核比喻成瞭望台上的水手。他日夜守在那里，向地平线眺望着，探寻着危险：有没有风浪、有没有变天、有没有海盗船，当感受到威胁时，杏仁核可能会劫持大脑。但杏仁核感受到的危险却并不一定存在于现实中，因为杏仁核会立即对任何可疑的、或真或假的危险做出反应。

有些恐惧是后天学来的。比如说，孩子要通过学习才能知道烧热的炉子很危险。某些其他恐惧似乎就没那么合理了。但不管恐惧是真是假，是天生的还是后天的，其效果都一样。

让大脑离线就像是一剂良药，能够让我们学会更好地控制恐惧网络，提高创造力。然后我们的杏仁核就会变得不那么活跃。我们陷入沉思，感受自然。我们并不会去探求危险，而是去享受宁静的生活。

---

① 丹尼尔·戈尔曼所著畅销书 *Emotional Intelligence*。

# 7

## 离线大脑，创造力的理想滋生地

———

*"创造的前提是勇于打破常规。"*

——埃里希·弗洛姆（Erich Fromm）

———

在中世纪，艺术主要是需要用技术解决的问题（在线大脑），因此当时出现了一批工艺大师。而如今，艺术家们主要需要依靠创造力来进行发挥（离线大脑）。有些人对"现代艺术"嗤之以鼻，但这种艺术非常能够打动别人，可以刺激到他们，激活他们的离线网络。

你见过巴黎橘园美术馆里莫奈那组著名的《睡莲》吗？那大胆的色彩、不可思议的活力和创造力的爆发，可千万不能错过啊！我不想去猜测莫奈在画这组名作时用的是大脑的哪个网络，但我可以向你保证，你在欣赏这些画的时候，离线网络会变得活跃起来。

创意与联想是相辅相成的。假如你观察到了某件事情，几分钟后又有别的事情发生，"啪嚓"一声，这两种观察就联系到了一起，你就会忽然置身于一个全新的世界。巴斯·卡斯特（Bas

Kast）在他的《砰！好点子从哪里来？》[①]中描述了乔安（Joanne）的故事。这个年轻女子坐在从曼彻斯特到伦敦的火车上。火车延误了，于是她只能在车上百无聊赖地看着窗外的风景。突然，从她的想象中，不知从哪里冒出了一个男孩——一个戴眼镜的男孩。她当时没法写下任何东西，但她本能地知道，这个男孩是个魔法师，叫作哈利·波特。剩下的大家都知道了。J.K. 罗琳没在火车上打电话，没在用电脑做紧急的工作或者收发邮件，也没有在专心看书。她用这段时间让创造力自由发挥。她自己也形容说，在那趟著名的火车上的时候，自己的大脑是"无事可做"的，这就是离线网络。

然后 J.K. 罗琳就开始了她的创作，因为光有想法不算什么，你还得用它来做些实事。这也是一种创意。创意就是看到新的东西，发现新的东西，制造新的东西。创意是睁大眼睛，敢于跳出条条框框。但真正的创造力与果断的行为密不可分。

写作的时候，我会戴上耳机，关上办公室的百叶窗，将自己与外界隔绝。然后我会做一些呼吸练习，全身心地进入自己的内心世界。我就是这样触发自己的创造力的。但书不是光靠想就能凭空冒出来的：创意是离线网络和在线网络的互动。你想产生多少灵感就可以产生多少灵感，但必须在某些时候将它们付诸实践。

---

① 心理学家巴斯·卡斯特所著《砰！好点子从哪里来？》（*Ping. Waar goede ideeën vandaan komen*）。

众所周知，"灵感不能没有汗水相伴"。事实上，要想成为特别优秀的人，你需要进行长时间的艰苦训练。

那么如何才能拥有真正的创造力呢？离线网络会产生新的灵感。它们是上天的礼物，就像是掉到牛顿身上的苹果和阿基米德洗澡时发现的浮力变化一样。但我们有了灵感之后，就要用在线网络来阐述和完善这些创意，而这需要付出很多努力。因此，你可以把创造力当作是离线网络和在线网络之间的互动。创造力是在汗水中诞生的。托马斯·爱迪生的离线网络产生了发明灯泡的想法，但实践这个想法非常困难。所以他在无数次尝试之后，绝望地叫道："我没有失败，我只是发现一万种行不通的方法。"

顺便一提，创造力并不仅限于艺术和文学。很多人在生活中都富有创造力，人们会看到各种可能性，并将之付诸实践。要想不让自己失望，就要让梦想成真。在脑海里先想出一个故事，写出大纲（也就是你到底想要些什么），然后把这个愿望变成切实可行的。这就是一个有创造力的过程。想象一下，如果你的愿望实现了，会是什么样子？然后你就开始和人们谈论它。人们可能会和你一起思考，给你出主意，驳斥不好的想法。别人的看法就像是一面镜子，能让你进行反思。创造力可不是名人的专利。我们也可以摸着石头过河。

每一个人都有创造的天赋和可能性。这些天赋并不是随随便便就会显现出来的，你得去挖掘它们。你要学会离线，找准自己的定位，寻找自己最有创造力的领域。这往往是一个试错的过程。

对于不同的人，这种天赋可能分别在哲学、音乐、诗歌、幽默、公开演讲、找寻联系、用新方法解决数学难题、激励和鼓舞人们等不同领域存在。也请大家记住，创造力并非一成不变。人们可能花了一辈子去培养各种才能，却直到老年才发现自己真正擅长的东西是什么。

## 渔夫和作家

　　有一个渔夫坐在水边，他一动不动地坐着，时不时地往水里扔一些食物。他一直静静地盯着浮标。"我钓的是鲤鱼。"那个人低声说，明显感到很自豪。也许他的心态是平静的，但离线网络却一直在工作。那个渔夫后来成了马拉松选手，现在则是世界著名的作家。他的名字叫村上春树。村上春树像个画家一样进行写作，他的书既奇幻又现实。生活中他严于律己，每天清晨就开始写作。离线网络是创造力萌发的土壤，但如果没有在线网络，这种创造力永远都发挥不出来。

　　所以，你需要两种网络：离线网络和在线网络。遗憾的是，我们生活在一个不够重视离线网络的时代。不过，只要在生活中偶尔驻足一会儿，沉思或者静立，我们还是会产生许多新的想法。我们在新世纪中会非常需要各种有创意的想法。那些常规和麻木的角色会逐渐被机器人所替代，但人类还没有落幕，我们只是需要学会安静一些、懒惰一点。

第三章

# 14 种方法，
# 让大脑停一停

玛丽亚·若昂·皮雷斯（Maria João Pires）从三岁就开始弹钢琴，五岁时举办了第一场独奏会。如今，她已在世界各地举办过各种巡演。1999 年，她即将登上阿姆斯特丹音乐厅的舞台，在指挥家里卡多·夏伊（Riccardo Chailly）的指挥下演奏钢琴协奏曲。可在听到第一个音符的瞬间，她就惊慌失措起来，原来这不是她之前准备的那首协奏曲，而是莫扎特 d 小调第二十钢琴协奏曲。但夏伊很快就说服了皮雷斯，告诉她既然她之前已经弹过这么多次第二十钢琴协奏曲，这次只要自由发挥，就肯定不会出错。因此乐队继续演奏的时候，皮雷斯也开始了演奏。她成功了，一个音符都没有错。你一定要去看看这段演出，它太令人感动了。之所以讲这个故事，是因为我们完全可以将指挥家夏伊视作在线网络（他保持着专注），而将钢琴家皮雷斯看作离线网络（她放松地自由发挥）。他们的合作就像魔法一样完美，令人激情澎湃。

所有的网络都非常重要。我们的大脑中有两个乐团进行着演奏，分别是离线网络和在线网络。当然，我们还有一个指挥，也就是交换网络。

有时候，人们需要集中注意力，专注地进行长时间工作。当然，学习和积累知识都很重要。但健康的大脑运作起来就像舞蹈一样，有时是敏捷的探戈，有时是沉稳的伦巴。我们的大脑网络就像舞蹈一样相互协调，有时候专注于解决问题，有时候则在做白日梦。

一个乐团若想演奏成功，当然需要过硬的演奏功底。一个优秀的钢琴家需要花十几年来练习基本功。但优秀的乐团同时也需要依靠感觉来演奏，他们要"感觉"到一个音符应该多响，在什么时机该充盈着什么样的情感。这也就是技师和艺术家之间的区别。大脑也是如此：我们的在线大脑会收集必要的知识，而离线大脑则会利用这些知识进行创造。就像乐团需要出色的指挥家来保证乐手们能够顺利演出一样，我们的大脑也需要交换网络来从在线切换到离线，再从离线切回来。

我将在本章为大家提供几种方法来训练离线大脑。当然，我并不是说在线大脑就不那么重要了，只是因为教人们怎么变得更专注的书已经出版好几百本了。所以，现在就让我们将聚光灯打在另一个乐团身上，让你变得更有创造力吧。

当你非常冷静，没有陷入忧思的时候，离线网络就会变得非常活跃。比如说，叙拉古国王怀疑自己的王冠并非纯金，于是让希腊数学家阿基米德来检验王冠是否是纯金的时候，阿基米德完全无从下手。这项任务似乎根本就没法完成，因为王冠是女神赐予的礼物，所以不能将其熔化之后再检验。阿基米德不停地进行思考，却毫无头绪。于是他干脆停了下来，把各种计算材料往天上一扔，然后就洗澡去了。剩下的大家就都知道了：尤里卡①！他找到办法了！只要把王冠泡在水里，就可以确定它的密度，从而看出王冠是否真的是用纯金打造的。就这样，阿基米德定律诞生了，"尤里卡效应"的说法也由此而来。

这个尽人皆知的故事很好地说明了我们的离线网络的运作方式。你躺在浴池里，享受着宁静的时光，思绪也渐渐飘远，做起了白日梦，然后……"砰！"突然间，你想到了那个好几天都没想起来的名字，突然明白了该如何修改一篇论文或者怎么答复那个同事最为合适。你并没有专注于某项任务，也正是因此才体验到了尤里卡效应。

大脑可以做出非常疯狂的联想。在你不工作的时候，这些疯狂的想法就会时不时地窜进你的脑海中。我曾经去过塞维利亚的一家餐厅吃饭，那里的建筑非常奇特：那家餐厅就像水族馆一样，外面是依次游动的鱼儿，好像在排着队似的。忽然之间，我的脑海里就出现了宇宙的画面，行星和月亮飘浮着，相互分离开来，飞到遥远的未来去了。

或者想象一下：你正安静地在森林里漫步，望着树影婆娑。你仔细聆听着四周寂静环境中的微小声音，听见风吹过树梢，沙沙作响。白云在天上画下一道道条纹。那么祝贺你！你可能还没意识到，自己的思维已经开始了自由的游走，对身旁的所有事物

---

① 古希腊语，意思是："好啊！有办法啦！"

产生了联想。你的离线大脑开始运作了。

你有没有经历过这样的事情：坐上驾驶座，不知怎么的突然就把车开到目的地去了；甚至还有在火车上，因为根本没看到车站所以坐过了站……你的离线大脑这会儿正在自由自在地运作着。我不得不羞愧地承认，我经常白日梦做着做着就坐过站了。有好多人会一边摇着头，一边叫我"心不在焉的教授"。但在那些走神的时候，我想出了很多有创意的想法，所以随便他们怎么怜悯我吧！

不幸的是，如今在我们的生活中，这样的时刻已经变得非常罕见。所有的事情都是争分夺秒安排好的，所以我们几乎没有任何可以无所事事的时间。从前，你有时还能看到老年人坐在自家门口，什么都不做，只是望着眼前的风景。我那时还觉得："多浪费时间啊！"可现在，我只觉得："他们做得真是太对了。"

本章中，我会为大家提供一些方法来摆脱担心和焦躁之类的阻碍，好让大脑更容易离线思考。我还会告诉大家一些技巧和练习方法，从而可以让你们的离线大脑进入最佳状态。

首先，你需要能够让大脑变得真正自由起来。下面的很多方法都是为了让你能够排除环境和自己内心产生的刺激，并尽可能地调整压力（不管是不是暂时的）。神经科学家莎拉·麦凯（Sarah McKay）用一张图总结了这些刺激的来源。

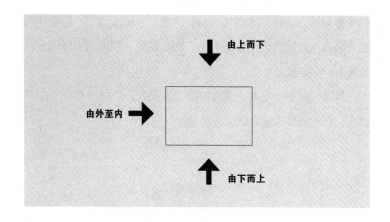

**图 7　刺激的来源**

1."由下而上"是指你的生活方式造成的刺激，比如说饮食不均衡、睡眠不好、运动太少等等。

2."由外至内"是指周围的其他人以及你的生活环境所造成的刺激。

3."由上而下"是指很多遗传物质和根深蒂固的信念都会对你的大脑产生很大的影响。

你会受到哪些刺激？这三个方面哪个影响最大，哪一个方面又对你最为有益呢？你需要自己练习着去往这方面想。这样也许你就可以减少环境中一些不必要的刺激。

本章的前八个方法主要都是为了消除内在与外在的障碍，让你能够有机会运作你的离线大脑。之后，我还提供了一些能让离线大脑真正开始努力运作的方法，例如联想、积极的引导因素以及 4-7-8 呼吸法。

当然，你不一定要一次性解决所有问题。先把所有的方法都读完，然后选择最适合你的方法吧。

# 1

## 从起床开始练习吧

——

我们的大脑每天都要处理成千上万的刺激。过去的几十年里，随着现代科技的发展，大脑需要处理的额外刺激变得更多了。我们在焦虑中入睡，又在焦虑中起床。一起床，许多人甚至连一个早安吻都来不及接，就先拿起了智能手机，仅仅是为了快速浏览一下头条新闻，再检查一下有没有收到新的电子邮件。晚上也是这样：闭上眼睛之前，我们看到的最后一样东西有可能还是智能手机。所以我们要做的第一件事，就是科学地制定使用手机的时间，尤其不要总是在睡觉前和刚起床的时候看手机。

离线大脑潜伏在早上的敌人可不仅仅是智能手机。想象一下，你正躺在天堂一样的沙滩上，身旁是摇曳的棕榈树，蔚蓝的天空中偶尔飘过几朵白云，然后突然……闹钟把你轰回了现实。幸运的是，还是有"再睡一会儿"的按键，可以让你再做几分钟美梦。你想多享受一下之后再起床，于是又睡了几分钟，再次按下了"再睡一会儿"键，循环反复。

"再睡一会儿"按键是有史以来最糟糕的发明之一。睡回笼觉的时候，你的在线大脑没在工作，但离线大脑也没在运转，你只是在半梦半醒而已。这可不利于我们开始高效率的一天。专家们认为，在听到第一声闹铃的时候就起床对你的生物钟最为有利。

为了能立刻醒过来，我们的身体会分泌皮质醇和多巴胺，为新的一天提供充足的能量。

但是，我们在睡回笼觉的时候会产生血清素。血清素能让我们产生平静和满足的感觉，所以睡回笼觉会很让人上瘾。每一分每一秒都相当于又打了一针美味的血清素。但这时你正在给身体传递的信号是相当矛盾的，这会让你度过一个糟糕的白天。

把手头这个可以无限延迟的闹钟丢进垃圾桶吧，再换上一个新闹钟——一个带着轮子的闹钟，会从你的床头柜上跳下来满屋子跑的那种。它会让你没法再睡回笼觉，只能立刻下床，好让那个可恶的东西安静下来。我不能确定你起床之后心情是否愉悦，但至少你会以更健康的方式开始新的一天！

下床之后，让自己精神抖擞起来，然后去做下面这个小练习。这个练习和冥想有点相似，就是去想象一下你的一天会怎么度过。你早餐会吃些什么、上班的时候坐什么交通工具、你今天可能会参加的活动、怎么回家、什么时候吃饭、可能吃些什么菜，以及你会怎样与你的孩子和伴侣相处。享受一会儿这短暂的冥想吧。

## 梦寐以求的睡眠

每天晚上，根据每个人的年龄，我们会经历 4 ~ 5 个睡眠周期，每个周期会持续 90 ~ 120 分钟。入睡后，我们会经历浅睡眠期、深睡眠期，还有快速眼动睡眠期（快速眼动期，又称 REM 期。在这一睡眠周期内我们的眼球会发生快速运动，还会做梦）。刚入睡没多久的时候，我们的睡眠以深睡眠期为主，而临近清晨的时候，浅睡眠期和快速眼动期则开始交替出现。在大多数情况下，我们的生物钟会选择在睡眠周期中对人体最有利的时刻唤醒我们。但闹钟打乱了人体的这个运作机制，而睡回笼觉则让这一现象更加恶化，从而导致了晨间疲劳。

睡眠问题困扰着地球上一半左右的人口，每十个人中就有一个人几乎每天晚上都难以入眠。幸运的是，有相当数量的方法可以助你入眠，比如说重视你的生物钟。生物钟位于我们大脑深处，是人体内部的一种时钟。它会告诉我们应该在什么时候睡觉、起床或吃饭。我们的生物钟大约按照一天 24 小时的节奏来调节身体的作息，确切地说，是 24 小时零 11 分钟。入睡和醒来的规律与运动和光照有关，这就是为什么我们容易在天黑的时候睡着，天亮的时候醒来。当这种机制受到干扰时，我们就会难以入睡和醒过来，睡眠质量就会下降。生物钟也很容易受到飞机东西向飞行（时差）、睡前进食或西方国家的冬夏令时的影响。

我们的生物钟是由下丘脑控制的。下丘脑是位于眼睛后面的大脑控制中心，能够释放褪黑素，调节血压和体温。我们的生物钟还能调节某些激素的分泌。所以这个小小的器官在我们的生活中起着很大的作用，可不要小看它。

1. 早起，并尽快走到有亮光的地方。这样你的身体就会知道：现在是白天。每天也要尽量在相同的时间睡觉。尽管睡眠需求因人而异，但每天晚上能睡上七八个小时是最理想的。补觉对健康并不好。如果你在白天补了一次觉，就会发现第二天晚上的睡眠质量很可能会下降。睡眠压力这种东西是切实存在的，你的身体需要睡眠，长时间的高质量睡眠能够有效减少睡眠压力。

2. 白天不要过度紧张，因为这也会影响睡眠质量。

3. 用舒缓的方式来为一天的生活画上句号。举例来说，睡前洗热水澡就不是一个好主意，因为热水澡会升高你的体温，所以你应该洗完澡之后等几个小时再去睡觉。同样，睡前锻炼也不是什么好主意。心平气和地聊天或者读一点书都是有益的睡前活动。

4. 睡前十小时内不要喝咖啡，睡前三小时内不要大量进食。欧洲心脏病学会曾在罗马的一次会议上宣布说，最好不要在晚上 7 点以后吃饭。睡前进食会对心脏和血管产生很大的负面影响，也可能会影响到大脑（因为大脑的运作也和良好的血液供应息息相关）。吃饭太晚的人晚上可能会面临高血压的风险。

最好在下午 4 点就吃完饭，晚上再吃一点清淡的加餐。不要吃薯条和牛排，但鸡肉和全麦饭是不错的选择。你的大脑会感谢你的。

5. 蓝光。蓝光会刺激脑细胞。所以想要好好睡上一觉的话，就应该在睡前至少两小时关上所有会产生蓝光的屏幕。不要看电视，不要用电脑，也不要玩你的智能手机。最好能够和别人安静地说说话、散散步或读读书。如果没有别的办法，就用蓝光眼镜来遮住那些蓝光吧。

6. 停止忧思（见第 106 页），试试用冥想来放松自我。

7. 不要被各种睡眠应用和价格不菲的床垫（我曾经见过一张售价 13000 欧元的床垫……）所诱惑，当然也不要受到各种安眠药的蛊惑。所有睡眠专家都警告过，不要对安眠药上瘾，因为一旦开始服用它们，就很难彻底停药。

8. 睡觉是一种生理行为。这意味着，你不需要借助什么额外的手段来让自己睡得更好。如果你已经采取了以上我提到的几个技巧，那么你的睡眠质量应该已得到了大幅度的提升。如果没有产生明显改善的话，就去看医生吧。


为什么睡眠如此重要？因为在睡眠过程中，我们会被"洗"脑。白天，在我们紧张的时候，大脑会产生许多废物，潜藏在我们的脑细胞之间。而睡觉的时候，脑细胞的体积会变小一些，让某种体液可以自由通过。随后，这些体液会清洗大脑，将大脑中的废物处理掉。

这个清理大脑的过程是我们需要睡眠的主要原因。如果一直保持清醒，大脑中的废物没有被处理掉，我们就会缺乏精力。因此必须让大脑得到充足的休息。

如果大脑的清理出了问题，那么其后果是我们所无法承受的。我们的大脑内部需要定期的清洗和整理。大脑的排毒系统在睡眠时的运作状态最好，能够有效清除大脑在极度紧张时产生的有毒蛋白质。由于睡眠时大脑会轻微收缩，脑内的排毒系统正处于最佳状态，因此这种清理工作得以顺利完成。废物通过血液抵达肝脏，在那里被分解处理掉。

因此，睡眠对我们而言非常重要，这也是为什么最好不要牺牲晚上的睡眠来做其他事情。因为一旦停止睡眠，清理工作也就跟着停止了。从短期来看，睡眠不足会让人们感到倦怠；而如果长此以往，这样的作息就可能会让人生病，大脑的可塑性也会因为睡眠不足而降低。睡眠太少会让我们无法形成新的脑细胞，因此如果晚上没有睡好，第二天你的大脑就会很难离线。你会因为缺觉而感到有些麻木，而离线大脑可是非常活跃的。

# 2
## 减少生活中的慢性应激

——

*"正义不会吹毛求疵。法律不会浪费在可有可无的徒劳*
*争端上。"*

——罗马谚语

——

我们首先来看看这样一则耸人听闻的新闻：公鸡莫里斯没被
定罪的故事。法属奥莱隆岛的一对夫妇将公鸡莫里斯和它的主人
一同告上了法庭。他们说，因为这只公鸡叫得太早又太响了，妨
碍了他们享受乡村的美好生活。好在其他邻居并没有觉得莫里斯
打扰了他们的生活，于是这只幸运的公鸡最终被无罪释放了。这
是真实发生过的事情。

也许你会无聊地摇摇头，就好像第十四次在报纸上看到有邻
里纠纷失控了一样。但显而易见的是，有些看似微不足道的刺
激真的能把一些人逼疯，尤其是当他们的承压系统已经过载的
时候。

你无法逃避这些刺激——每天你都不得不面对大量的刺激。有
的时候你会比其他一些时候更擅长于应付这些刺激。比如说，在
我写到这一页的时候，大街上有人正在用砂轮工作，发出很大的
噪声。这声音当然不可能让人觉得身心舒畅，但我也不会因此而

感到压力。但是，如果有邻居日复一日地开着砂轮发出噪声，那么可以想象的是，我的承压系统会受到更大的影响，尤其是当工作最后期限临近的时候。好吧，这时候我就得和邻居好好谈谈了。

有的时候，缺乏刺激也会造成压力。举例来说，我们经常在报纸上看到，有些不幸的人在孤独中死去，过了几个星期甚至几个月才被发现。在日本有一个词叫"孤独死"。每年，在这个国度，都会有大约三万个人"孤独死"。"孤独死"现象在其他城市化水平较高的地区也是一个普遍的问题。

这似乎非常矛盾：由于社交媒体的存在，我们从来没有像现在这样如此容易地相互联系过。可事实上，感到孤独的人却正在变得越来越多。不仅仅是因病行动不便的老年人会感到孤独，还有很多年轻人表示，即便他们有着几百个脸书好友，并且和照片墙上的粉丝 24 小时保持联系，也还是会感到孤独。

社交媒体无法取代现实中的人际交往。我们人类需要向别人敞开心扉，讨论天气和政治等等。孤独是压力的主要来源，会对身体产生极大的负面影响。比如说，有的研究人员就认为，在当今社会，孤独比吸烟更为致命。

现实中的社交网络是必不可少的，但我们需要用一生的时间来建立和完善这个网络。你会定期给家人打电话吗？会去拜访朋友吗？这些事情听起来简单，但对许多人来说却很难真正做到。

请注意：压力本身并不是消极的。你的身体需要一定程度的压力，否则我们将永远瘫在自己的椅子上不起来。但当压力开始累积，发展成慢性压力的时候，你就需要警惕了。耶鲁大学的一项研究表明，慢性压力可能会导致突触功能的丧失。也许你还记得，突触是不同脑细胞之间用来传递电子信号的地方。突触功能的丧失还会损害大脑中的灰质，尤其会影响负责重要认知和情感任务的网络，做决策、做计划、调节社会行为和控制冲动的区域都会受到影响。这样你应该就能明白为什么长期的压力会让你变得优柔寡断了。在慢性压力下，你会像无头苍蝇一样到处乱窜，无法管控好自己激动的情绪。

灰质的流失还会使我们的记忆力减退，难以学习新的事物。压力会促使肾上腺皮质分泌皮质醇。一般来讲，皮质醇是在遇到压力之后立刻分泌的，而当面对的压力还没有那么多、那么迫在眉睫的时候，我们就可以让这些皮质醇自然代谢掉。但长期、过度的压力，会导致皮质醇大量、长时间地分泌。比如说：你要赶紧起床、迅速地吃点东西、开车、堵车、上班、在期限内完成工作、回家、又堵车、迅速做完晚饭、辅导孩子做作业……有些人一周都很忙，连周日都不能休息几个小时。而到了周日晚上，压力就又来了，因为马上我们就又要开始计划周一的工作了。这样一来，我们的压力就会持续，从而没有什么时间可以去散步、读书、做白日梦……

结果怎么样？我们的血液中长时间流动着过量的皮质醇，最终过量的激素会进入大脑，让树突萎缩。如果长期这样下去，我们的记忆力会受到影响，也可能会得抑郁症。从忘记车钥匙在哪里开始，我们的情绪、睡眠、食欲、性欲、消化系统等都会受到不良影响，直到真的患上抑郁症。

有慢性压力的人很难让离线大脑充分运作。除此之外，慢性压力会对免疫系统产生影响，让你更容易生病或者得炎症，你的大脑也很可能会因此而受损，因为大脑对炎症非常敏感。

因此，我们也要尽量避免其他因素（包括环境中的各种毒素）导致的炎症。比如说，我们要定期检查牙齿和牙龈，去医院体检验血，及时发现慢性炎症。

### 城市中的压力

我有时会对演讲中的观众进行一些简单的调查，来了解他们的压力程度。我让观众们根据自己的压力程度在 1 ~ 10 之间选择一个最符合自己的数字。然后我询问了所有压力程度高于 5 的人，去了解他们是住在五万人以上的城市、住在农村，还是介于两者之间。最后我发现，压力最大的人几乎都生活在城市里。

城市里的人需要面对来自各个方面的压力。也许你会立即想到交通繁忙、空气污染、噪声污染甚至是犯罪等等。这些的确都是重要的压力，但除此以外，城市里的人们还面临着其他压力，也就是孤独。城市里的人比农村人更容易感到孤独，而孤独感也是造成压力的主要原因之一。

德国精神病学家和心理医师马兹达·阿德里（Mazda

Adli）在《城市与压力》<sup>①</sup>一书中，清楚地阐述了城市会让我们
生病的原因。他并没有对城市生活的优势视而不见，城市中的
文化生活更加繁荣，也更容易结识新的朋友，而这些都是培养
你离线大脑的重要温床。城市也赋予了人们更多自由，因为这
里的人们总是有着更多的选择。就拿教育来说，农村里的人们
基本上只能把孩子送去当地的农村小学；但在城市里，人们却
可以选择各种类型的、最适合孩子的个性和需求的教育。不过，
如果你去读一读阿德里的书，就会发现，在城市里生活的弊端
要远远大于益处。

　　我们的大脑根本就还没适应城市里的忙碌生活，在狭小的
空间里和拥挤的人群共同生活着，人与人之间的距离太近了。
这样，人们就会产生（社会）压力、焦虑以及各种心理不适。
有关精神疾病的数据体现了城乡之间的惊人差异：有些精神疾
病（比如精神分裂症）在城市的发病率是农村的两倍。

　　当然，我们并不能仅仅依据这些数据就妄下判断，因为导
致精神疾病的原因还有很多。比如我们应该都知道，贫困和精
神问题往往是息息相关的，而城市地区的贫困人口要远远大于
农村地区<sup>②</sup>。到底什么是因、什么是果，谁也说不清楚。

① 由马兹达·阿德里所著的《城市与压力》（*Stress in the City*）分析了城市各个
方面的压力，并给出了压力检测办法。其中文译本为中信出版社的《城市与压力》。
② 荷兰国情与中国不同，其贫困人口主要聚集于城市地区，尤其是阿姆斯特丹、
鹿特丹和海牙这样的大城市。

但是种种迹象的确表明，生活在繁忙的城市中更容易引发与压力有关的心理问题。换句话说，如果你最近压力比较大，那么住在城市里会比住在农村更容易让你真的患上心理疾病。

在我看来，"如何让城市变得宜居"将会是我们在未来几十年最重要的挑战之一。希望技术精湛的建筑师和城市规划师们能够找到一种合理规划城市的方式，从而让我们的（离线）大脑能够在城市里也灵活地思考。

# 3
# 学会整理

——

我在第一章中已经提到了苏联心理学家布鲁玛·蔡格尼克的研究。根据她的说法，当我们开始一项任务时，就会形成一种正在进行任务的紧张感。只要这项任务没有完成，我们的紧张感就会一直持续下去。这个过程需要大脑提供大量的能量，因此会让我们损失很多能量，还会让离线大脑完全无法运作。

所以不要拖延，不要给工作留下尾巴，而是要尽量冷静地逐一完成自己的任务。不要给自己设定难以实现的工作期限，做好自己力所能及的事情就行了。当然也不需要把所有工作都一气呵成。如果工作太多的话，你可以把所有的工作目标都写在一个地方。这样一来，你就可以把手头的工作暂时放下来，腾出时间去做其他的事情。

为了不伤害离线大脑，我们要尽量避免过度的刺激。因此，我也建议大家整理一下自己的办公桌。你是不是想到了爱因斯坦的一句名言："要是乱糟糟的桌面意味着杂乱无章的头脑，那空桌面意味着什么呢？"懒虫们都喜欢用这句话来给自己乱糟糟的办公桌打掩护。但我可要让这些懒虫失望了，因为我并不认同爱因斯坦的这句话。空荡荡的办公桌可能确实意味着空荡荡的大脑，但有时候空无一物的大脑反而有利于进入离线状态。

　　除此之外，要想让工作得心应手，你还得学会一步一步地整理。你可以用不同的方法进行整理工作。我一直都是整理大师近藤麻理惠（Marie Kondo）的粉丝，非常崇拜她的近藤整理术。她鼓励人们按照类别进行整理，而不是按照东西摆放的地方整理。你从衣服开始整理，然后再去处理你的文件，按部就班地整理好所有的财产和值钱的东西，最后再去处理那些可能会引发自己个人情感的物品。很多人都觉得很难扔掉家里的东西，那么按照近藤的说法，我们可以问问自己："这个东西会不会让我开心？"如果一个花瓶不能让你开心的话，就把它扔了，或者捐给有需要的人，也许还能帮别人一个大忙。

　　我觉得近藤的方法之所以这么好用，是因为它不仅是一种非常有效的整理方式，还能给人留下自省的空间。通过具体的自我询问，某些物品（是否还能）让你开心，有时也会让我们发现某些心理上的问题。也许某些照片会唤起负面的记忆，也许你翻到了一本从老朋友那里借来的书，但他现在已经从你的生活里消失了。

　　同时，我们也要注意整理自己的心灵。有些朋友我们还是要保持联系，某些对话也还要进行，但当人际关系难以应对的时候，我们往往会把这些事情延后处理。可就算把处理人际关系的事情推延了，你的在线网络也在一直工作。所以情感层面上的事情也尽量不要推延。培养好你的人际关系，处理好内疚和恐惧，正视心灵上旧的创伤，并且在必要的时候寻求帮助。

最后我还有一条建议：用整洁的办公室和翻新的日历来结束一天的工作吧。这听起来可能有点无聊，但你的交换网络会为你带来回报的：它会为你的离线网络腾出更多的时间，从而更好地培养你的创造力、自我洞察力和同理心，而这是一件非常令人兴奋的事情。

### ——— 病态建筑综合征：你住在什么房子里？ ———

慢性压力有时会潜伏在小小的、布满灰尘的角落里。因此，我们最好仔细观察一下自己的家。根据工作的不同，弗莱芒人[1] 平均有 85% 的时间是在室内度过的。在这期间，我们需要呼吸，因此室内的空气对我们的健康而言非常重要。

令人遗憾的是，我们家里的空气往往非常不清新。所以人们需要经常通风或者安装空气过滤器，才能保证空气中有足够的氧气和足够的湿度平衡。很多人都知道一氧化碳浓度过高的危害，幸好这一常识已经得到了普及。每年冬天都会有人因为诸如卫生间没有适度通风之类的原因死于一氧化碳中毒。但人们对于二氧化碳的危害却知道得不多。过量的二氧化碳可能不会致命，但会引起很多令人不适的症状，比如疲劳、注意力

---

[1] 弗莱芒人为比利时荷语区的居民，主要分布于比利时的北部和西部。

不集中、头痛和恶心。很多办公楼都面临着这一普遍而严重的问题。

我们家里或多或少都会有一些化工制品，因此平时一定要警惕化工制品包装是否会漏水或密封不好。如果过多的化学成分释放到了空气中，那么对肺部和其他器官都会非常有害。化学品这种东西，平时接触得越少越好。同时，你也要尽量避免在家中使用塑料，因为塑料是用有害的化学物质制成的。如果你把食物存放在塑料袋中，塑料残留物最终可能会进到食物里。所以我们最好用玻璃罐子来储存食物，这样也更有利于保护环境。

我们常常把空气污染的矛头指向交通和工业，但室内的空气污染却比室外还要高 5 倍。这可不是危言耸听。如果你住在通风不好的家里，最好还是买一个空气过滤器，这样你就可以用过滤器来监测和过滤家中的空气。

---

### 健康房屋小贴士

---

1. 睡觉前几个小时把暖气调低，这样屋子里就能凉快一点。

2. 打扫卫生，每样东西都放在固定的位置上。你没必要住在什么超级时尚闪亮的房子里，但三个星期前的那些报纸你已经不会再看了，而且承认吧，它们也不会让你的室内环境变得更舒适。

3. 给家里的墙壁刷上彩漆。这会令人耳目一新，感到心旷神怡，并让生活变得更加愉快。谨慎地选择颜色，尽量用那些能让人感到放松的色彩。

4. 不要无限期地拖延家务。否则你的注意力会一直集中在那块没擦完的踢脚板或是墙上那幅还没挂正的画上。

5. 不要把不利于健康的东西放在一眼就能看到的地方。如果看到零食或者其他不健康的食物，人就会想吃。所以不要把饼干或薯片放在厨房的储藏室里，而是应该放在你不经常打开的柜子里。与此相对，最好把健康的东西放在显眼的地方，比如在厨房里或茶几上放个果盘。电子设备也是如此，一定不要在每个房间里都装一个电视。相反，你可以试试把电视装在一个可以关上的柜子里效果如何。

# 4

# 停止忧思

----

"困扰人们的不是事物本身，而是他们对事物的看法。"

——爱比克泰德（Epictetus）

----

有些人老是产生消极的想法，然后陷入忧思。

我在前面的技巧里所鼓励的思绪游荡或做白日梦，都是和忧思有很重要的区别的。思绪游荡能帮助你在不同的联想间自由地跳跃。然而，当你陷入忧思的时候，你的大脑会进入某种固定的模式，脑袋里总是出现同样的（消极）想法，形成一种怎么也无法摆脱的消极思想的恶性循环。这往往是你内心里的批评家在作祟，这个批评家早在童年时期就已在脑海中安家落户。曾经在你的内心还很敏感和脆弱时，所有那些批评过你的人：爸爸妈妈、叔叔阿姨、老师、模特、他人各种各样的意见……他们的声音聚在一起，最终形成了这个批评家。

这个内心批评家会极大地打击你的自信心，从而让你变成完美主义者和／或拖延症患者。如果让这个批评家决定了自己的生活，那么他滔滔不绝的批评会对你造成极大的伤害，变成职业倦怠或抑郁症最理想的温床。

怎样才能将内心里的批评家找出来呢？凡是你能看到的、听到的、感受到的、想到的，他同样能看到、听到、感受到，并对其做出消极的评论。内心批评家常常会发表以下典型的评论：

» 你不应该说这种话的。

» 你当初换一种方法就对了。

» 这衣服不适合你。

» 你好无聊啊。

» 这不对。

» 都是你的错。

听起来可能有点疯狂，但是这个讨人厌的内心批评家，实际上是以你的利益为重的。他希望你在这个世界上能成为社会里有用的一分子，能获得爱与成功。他在你的童年时期现身，就是为了保护你：他想帮助你适应周围的环境，所以，在别人还没批评你之前，他就开始批评你了。

不幸的是，这个内心批评家不懂得什么叫适可而止。你都长大成人了，他还是会主动提出自己的意见。因此，你最好能及时发现内心的批评家什么时候会发表评论，这时你需要有意识地展开思考：你内心的批评家在说什么？他什么时候会发表评论？你可以把这些都写下来。过一段时间，你便会发现某种规律，也就能更快地摆脱内心批评家了。举个例子，我的父母对我非常严格。他们无疑是出于好意，希望我能拿出最好的表现，但是他们的话偶尔会让我很受打击。当我对一个新的挑战没有把握的时候，这些想法就会浮上心头。但是我已经学会如何面对它们了，一旦内心的批评家开始发牢骚（"你又接了太多的活儿吧？ 这完全超出了你的能力范围啊！"），我就用积极的想法让他闭嘴："没错，这是一个不小的挑战，但过去的我已经用能力证明，自己完全能够应对它。"

### 你是不是冒充者综合征的患者呢？

患有冒充者综合征的人，其内心的批评家时时刻刻都活跃着。患者认为自己无能且懒惰，然而实际上他们很能干，非常聪明，而且工作努力。1978 年，心理学家保琳·罗斯·克兰斯（Pauline Rose Clance）和苏珊娜·伊摩斯（Suzanne Imes）首次使用了冒充者综合征这个词。

无论冒充者综合征患者的工作做得多么出色，他们仍然时时刻刻都活在恐惧之下，害怕自己的"无能"被人揭发，因为他们对自己的能力始终抱有怀疑。一半以上的患者认为，自己好的生活和工作都是靠运气得来的，不可能只靠自己，一切的成功肯定都不是自己的功劳。他们深感内疚和焦虑：万一有人看穿我呢？有些冒充者综合征的受害者甚至不想努力找一份好工作，不想建立一个好家庭，不想找好朋友，因为他们觉得自己不配拥有这些。反过来，其他的患者会进入超负荷工作状态，他们会不断地加班，付出一切来避免自己被"揭穿"。

偶尔陷入忧思并不是个大问题，但有些人却无时无刻不在批评自己。他们对过去的某一个或者某几个消极的记忆耿耿于怀，最终让这些记忆主宰了自己的生活。

如果你觉得忧思已经对自己的生活产生了较大的影响，及时采取行动是很重要的，因为这可能是抑郁症的前兆。

好消息是：忧思是后天学成的，所以你能够学会忘记它。一个很简单的方法，就是在某个集中的时间进行忧思。通过有意识地忧思来抵御忧思，这么做听起来可能很奇怪，但它真的很有效。比如，你可以在每天早上 7 点的时候忧思一刻钟，一旦发现在其他时间开始忧思，就马上告诉自己停下来。一旦叫停，就必须立马起效。当你发现自己开始忧思时，马上大声对自己说："停！"这是非常有效的。之后再大声告诉自己："现在我在想……（你在忧思什么），但其实我要想的是……（积极的想法）。"例如："现在我在想，下周我要在上百个人面前做演讲。但其实我要想的是，上个星期，我们聊天聊得有多开心。"要不断练习，直到你只需要在脑海中对自己说一声"停"为止。

我在之后的 ABC 方法章节里会再详细说明。

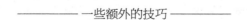
—————— 一些额外的技巧 ——————

» 在手腕上戴一根橡皮筋。每当你开始忧思时，就拉橡皮筋绷一下自己，打断自己的思路。这样一来，你就会意识到自己忧思得有多频繁。要知道，每个人时不时都会陷入忧思。

&raquo; 把你的烦恼写下来。写作有助于将你的忧虑化为文字，如果烦恼把你搞得晚上睡不着觉，就起床把它们写下来。忧思是造成睡眠问题的主要原因之一。在床边放一本日记，写下你的心事。这样，你就能学会不再去抗拒自己的想法，而且能更加深入地了解自己潜在的焦虑。注意：这时候也要限制自己忧思的时间哦！

&raquo; 呼吸冥想法或冥想放松法 [①] 是两种可以大大减少忧思的方法。深吸一口气，同时把你的忧虑和烦恼也吸进去，然后长长地吐气，想象自己忧思的念头也一同被呼了出去。如果经常冥想，你的意识便能得到扩张，这样就不会给忧思留出地方。冥想放松法也能帮助你扩张意识：通过身体和心灵，觉察你的内心世界及其运作过程，从而将注意力从忧思转移到内在的世界。冥想是一种减少忧思的好窍门。

---

### 当忧思变成执念

如果你发现自己无法控制忧思行为，那么我建议你去寻求专业人士的帮助。忧思可能会进一步发展成为一种执念，一旦如此，你会陷入过度的忧思，有可能导致强迫性思维和强迫症的出现。

---

① 冥想放松法是在欧洲大陆流行的一种自我放松的方法，它结合了西方科学和东方智慧，能帮助减缓压力，改善睡眠。

强迫性思维或执念指的是人们不想要的却不断在脑海中重复出现的想法和画面。强迫症或强迫行为指的是人们为了减轻焦虑而不得不进行的（心理上的或行为上的）活动。强迫症有多种多样的表现形式，比如不停地检查门是否关好，煤气阀门是否关好，食物里面是否有不良的细菌，反复洗手，等等。

强迫症不是一天两天就能形成的。有强迫行为的人通常在这之前就已经有了控制性的行为，他们往往都是完美主义者，且拥有很强的良知感。他们从小就觉得自己要对所有的人和事负责。

光靠自己的力量是很难打破这些行为模式的。心理学家或精神科医生可以帮助你进行针对性治疗，有时还会结合（临时性的）药物治疗。

无论在什么情况下，忧思和强迫症都是需要解决的问题。忧思会消耗大量的能量，使你离线的大脑无法正常工作：当你离线的时候，它会闯入你的意识，把创造性的想法都挤了出去。接下来，让我们看看如何把忧思赶跑吧！你可能会用到下面的 ABC 方法哦。

# 5
## 逆转自己的消极：ABC 方法

——

"我一生经历过很多事情，其中一些是真实发生过的。"

——马克·吐温（Mark Twain）

——

阿尔伯特·艾利斯（Albert Ellis，1913—2007）是一位美国著名的行为治疗师，也是积极心理学<sup>①</sup>的奠基人。他发现，人们大量的焦虑情绪是由他们的信念<sup>②</sup>引起的。他还注意到，这些信念通常带有消极色彩，而且不是基于事实的。艾利斯为理性情绪行为疗法（Rational Emotive Therapy，简称 RET）奠定了基础，这个疗法非常成功，直到现在还非常流行。理性情绪行为疗法的出发点是这样的："促使情绪状态形成的不是事件本身，而是人们对这些事件的理解方式。因此，如果我们能够改变自己的思维模式，我们形成的情绪状态就不会那么痛苦，反而会变得更积极、更符合现实。"

—————

① 积极心理学采用科学的原则和方法来研究幸福，倡导心理学的积极取向，以研究人类的积极心理品质，关注人类的健康幸福与和谐发展。

② 积极心理学的概念，指认知、情感和意志行为的有机统一，是在认识的基础上对某种事物或思想坚信不疑并且身体力行的某种心理状态和精神状态。

艾利斯给出了以下十种令人纠结的信念：

1. 凡是对我有意义的人，都应该尊重我，欣赏我。

2. 如果我不能证明自己有非凡的技能，或者很成功，或者很有能力，那么我作为一个人就没什么价值。

3. 做事不公正、不善良的人，都要受到严厉的处罚。

4. 事情发展一旦不合我的意愿，我就备感焦虑。这种情况持续下去的话，我会越来越着急。

5. 情绪问题都有外因，我几乎没有能力去改变或控制自己的情绪。

6. 面对可能存在潜在危险的事情，我不得不十分担心或变得非常焦虑。

7. 逃避困难比处理或面对困难更容易，我总是想自我感觉良好。

8. 我需要一个比我强的人作为依靠。

9. 我必须总是为别人的问题操心。

10. 我的过去造成了我现在的问题。

正如你所看到的，这些信念有以下特点：

» 这些思想往往很极端化，一切非黑即白，没有灰色的中间地带。

» 其中积极的东西很少，消极的细节很多。

» 包含很多指责，要么对自己，要么对别人。

» 它们都是信念，信念不等于现实。

» 有很多批评的内容。

» 里面常常出现"总是""从不""经常""又"这样的词语。

» 自己的认知即是真理。

» 伴随它们出现的一般是工作质量的下降。

» 它们促使你去努力解决你认为存在的问题，导致你无法离线。

艾利斯开发了一种方法，能帮助我们从正确的角度审视这些信念，并逆转它们。把自己的想法从低效变为高效，显然需要付出很多努力，但经过长期的练习，你可以条件反射地运用逻辑思维。幸运的是，艾利斯为你提供了一个很好的工具，让你马上能亲自上手，它就是 ABC 模式图：A 代表事情（激发事件，英文为 activating event），B 代表想法（信念，英文为 belief），C 代表这些思想所产生的情绪和行为（后果，英文为 consequences）。

设想一下，你要在公众场合发表演讲，而你又很不愿意，这在 ABC 模式图中表现如下：

——————————A - 激发事件——————————

你必须在公众场合发表演讲。

——————————B - 信念——————————

在这里，你要写下事件被激发时你所想到的一切。B1、B2、B3 等等这些代表着所有阻碍我们的信念。当不得不在公众场合发言时，你可能会想到以下几点：

B1：如果演讲做得不好，我就会名声扫地。

B2：我的演讲必须要十全十美，毫无瑕疵。

B3：我不能容忍别人给我提出批评意见。

B4：我昨天的演讲很糟糕，看来我总是会失败。

B5：如果今天的演讲不顺利，我就大祸临头了。

——————————C - 后果——————————

如果在需要当众演讲的时候，你的脑子里会闪过以上的念头，那么最后站在演讲台上的你，可能不会很自信。你会感到很大的压力，变得紧张，开始结巴……以至于话都说不出来了。简而言之，后果——由思想导致的情绪和行为——不能帮助你应对困难，是你不需要的。重点是，你需要重新去挑战并批判性地审视你在步骤 B 中写下的想法。

你该怎样做呢？下一步，你要在 A、B、C 前面都放一个 D——争议（英文为 dispute），看看我们如何挑战它们。

我先从 DC 说起：如果激发事件在未来再次发生，你希望哪些情绪出现？你想做出哪些行为？举个例子：下次在公众场合发表演讲时，我希望自己能感到轻松、平静，更有自信。我不想逃避现实，而要去正面解决这个问题，并通过这个新的经历来学习如何在未来做得更好。

DA 是对 A 的挑战。你要确保自己能客观地看待情况，不要让你的个人理解和偏见影响自己的判断。举例来说，假设你在步骤 A 写下：观众的态度充满批判和怀疑。这是一个客观的陈述，还是你的个人理解？我们的感官无法感知什么是疑虑，所以这句话本身已经含有了个人判断，从而让我们变得更加紧张。最重要的一个步骤大概是 DB 了：挑战在步骤 B 写下的抑制性思想。在这一步中，你要对每一个想法提出以下两个问题：这个想法能让我感到舒适吗？这个想法是否能帮助我实现目标，且避免与自己和他人发生冲突？

DB1：如果演讲做得不好，我就会名声扫地。对名誉受损的恐惧是不能帮助我们前进的，它属于阻碍我们实现目标的抑制性思想，这种想法源于我们对他人赏识的渴求。另外的选择便是接受现实，失败乃兵家常事，不算是什么大灾难，你还可以从错误中汲取经验。

DB2：我的演讲必须要十全十美，毫无瑕疵。完美是不存在的，你能做的，便是尽可能地做好准备，把一切能做的都做了，然后接受结果。金无足赤，人无完人。

DB3：我不能容忍别人给我提出批评意见。受不了批评，是对挫折的承受能力弱导致的。世上没有所谓的批评，只有反馈，我们可以从历史中汲取经验。如果我们事前不去担心可能受到的批评，成功的机会就会增加。

DB4：我昨天的演讲很糟糕，看来我总是会失败。以偏概全是一种思维错误。即使在过去表现得不那么好，也不意味着你永远都会失败。过去的演讲让你有了新的经历，而且你今天面对的观众也不同。

DB5：如果今天的演讲不顺利，我就大祸临头了。就算你的演讲不尽如人意，也不过是个小的遗憾，不是大灾难。你总是能得到新的机会。

这只是一个比较具体的 ABC 练习。艾利斯指出，如果每周做几十次练习（并且每一次都记录下来），你的信念将会发生根本性的变化。它们不会再导致焦虑感的形成，而是转化为一个挑战。

　　每周做几个小 ABC 练习，做好记录并反复阅读。这样，你就能在你的忧思和信念中发现特定的模式，从而学会避开它们。工作量虽然不小，但帮助甚多。那么接下来，我们将前往大脑的创意区域——新事物萌生的地方。我们所创造的新信念能让离线变得更简单。

# 6
## 有意识地处理转变

——

在生命中的某些时段，你对压力的敏感度会比其他时段要高。也许你对此有过亲身经历：过去，你可以完美地把工作和家庭结合起来，而现在，却突然发现自己压力巨大。这时候，你不妨仔细审视一下自己的生活事件。生活事件指的是人们一生中重要的转折点或大事件，包括积极的事件，比如遇见新的恋人、孩子出生、找到新的工作等等；也包括困难的时刻，如家人去世、身患重病、被炒鱿鱼……生活事件的积累通常会让你的人生失去平衡，从而导致你对压力更加敏感，并促使过多的皮质醇产生，破坏数百万个突触，这会让你无法离线思考。

举个例子，很多年轻妈妈发现自己在产后很难恢复生活的平衡，她们会说自己"很容易发火"，或者"我以前处理事情非常有条理，没有出现任何问题，为什么现在做不到了呢？"人们通常把从妻子变为母亲这一身份的转变看作"根源"，但其他生活事件也有可能是平衡失调的罪魁祸首。比如最近搬了家，或者工作单位来了个不太容易相处的新同事。

威廉·布里奇斯（William Bridges）在其著作《转变》<sup>①</sup>一书中，

———

① 英文原名为 *Transitions: Making Sense of Life's Changes*。

建议人们把自己的生活事件规划好。一个有用的工具是社会再适应评分量表①，它能测量你在过去十二个月内经历的生活事件的数量和相对压力大小，并以其为基准粗略估计出你患有与压力相关的疾病的风险。

当然，在人们寻找压力过大和职业倦怠原因的道路上，社会再适应评分量表的发明还只是一次谨慎的尝试，这个压力量表必定还需要进一步的完善，但它仍然可以成为一个有用的工具，帮助我们尽可能好地规划人生。比如，你不要在离婚的同时还忙着搬家和换工作，因为这样会堆积很多的生活事件。下面的压力量表里的大部分事件，自然是你无法控制的。即便如此，好好规划你的生活事件仍然是个好主意，因为这样你能知道自己何时处于危险时段，并知道在其他时段放慢脚步。

请注意，一个测试并不能说明一切。如果你有疑问，或者得分很高，我建议你去看医生。

① 美国精神病学家托马斯·霍姆斯（Thomas Holmes）和理查德·拉赫（Richard Rahe），于20世纪60年代在研究生活事件与疾病的关系中发现，生活事件是需要生理和心理两个方面进行适应的压力。他们将人类的生活事件归纳并编制了测量压力的量表——社会再适应评分量表（The social readjustment rating scale，简称SRRS）。

| 社会再适应评分量表 | |
|---|---|
| 1. 配偶或者儿女去世 | 100 |
| 2. 离婚 | 73 |
| 3. 分居 | 65 |
| 4. 入狱 | 63 |
| 5. 近亲去世 | 63 |
| 6. 本人受到人身伤害或患疾病 | 53 |
| 7. 结婚 | 50 |
| 8. 被解雇 | 47 |
| 9. 退休 | 45 |
| 10. 婚姻复合 | 45 |
| 11. 家人健康或行为状况改变 | 44 |
| 12. 怀孕 | 40 |
| 13. 性生活障碍 | 39 |
| 14. 家庭增加新成员 | 39 |
| 15. 调换工作岗位 | 39 |
| 16. 经济状况改变 | 38 |
| 17. 挚友去世 | 37 |
| 18. 职业改变 | 36 |
| 19. 与他人交流的频率改变 | 35 |
| 20. 高额贷款 | 32 |
| 21. 房子被银行作为抵押物没收 | 30 |
| 22. 姻亲间的纠纷 | 29 |
| 23. 子女离家 | 29 |
| 24. 工作中的其他责任 | 29 |
| 25. 杰出的个人成就 | 28 |
| 26. 配偶失去工作 | 26 |
| 27. 开始上学或终止学业 | 26 |

| 28. 生活条件改变 | 25 |
|---|---|
| 29. 个人习惯改变 | 24 |
| 30. 个人和上司之间有矛盾 | 23 |
| 31. 工作时间或工作条件改变 | 20 |
| 32. 转学 | 20 |
| 33. 搬家 | 20 |
| 34. 休闲生活方式改变 | 19 |
| 35. 宗教活动改变 | 19 |
| 36. 社交活动改变 | 18 |
| 37. 少量抵押或贷款 | 17 |
| 38. 睡眠习惯改变 | 16 |
| 39. 家庭聚会频率改变 | 15 |
| 40. 饮食习惯改变 | 15 |
| 41. 休假或度假 | 13 |
| 42. 长途旅行 | 12 |
| 43. 轻度违法行为 | 11 |

　　随着时间的推移，霍姆斯和拉赫在他们的社会再适应评分量表上增添了不少事件。目前，量表上的生活事件已经有120个之多，不过量表的核心内容仍然是正确的。我在上面简短地给出了适合成人使用的列表（还有另外一份适合儿童的）。把过去一年的人生大事对应的分数都加起来，这个总和可以粗略估计压力对健康的影响。请注意，这个量表中最高的分数通常与情感问题和孤独感有关。显然，在这样的时刻，我们离线的机会是相对较少的。

## 总分：把所有分数加在一起

| 300 分以上 | 患病风险较大 |
|---|---|
| 150 ～ 299 分 | 患病风险中等 |
| 150 分以下 | 患病风险很小 |

威廉·布里奇斯还建议，人们应该非常有意识地处理转变时期。他把转变看成是一段旅程：某个人或者某件事物从你人生中消失了，你便要踏上一个充满障碍的旅程，最终到达一个新的目的地。不管是不是自愿如此，你已经选择把某种状态留在过去。这往往很困难，但也是一个变革过程的开始。经过一段时间后，你会达到一个新的状态，这个状态或许更好。

想快速地经历这种变革是不可能的。转变是一个很不稳定的状态，而且有可能持续好几个月，不是什么包治百病的神医或者神药就能解决的。在这种情况下，不存在简单的解决方案，但是，你仍然可以找到使转变更加容易的方法。也许你可以依靠家人或朋友来暂时缓解自己的烦恼；也许你可以适当放慢自己的工作；也许你可以对自己温柔一点，安排出自我呵护的时间。无论如何，一定要慢慢来，而且要牢记：在转变期间，离线是比较困难的。而恰恰在此期间，你需要离线的大脑来寻找解决方案。所以，我再次强调，一定要慢慢来，现在可不是瞎忙活的时候。

# 7

## 讨好的危险性

———

*"决定什么该忍而什么不该忍的时候，一定要小心。因*
*为这是在教别人如何对待你。"*

——匿名

———

有些人天生就很友善。他们富有同理心，也很无私。这当然
并没有错，但他们有时会变得过于无私。如果他们每时每刻都在
取悦他人，长期下来，这很可能会对他们有害。拥有同理心并不
意味着你要忽视自己，你不应该只为了讨好别人才去寻找创造性
的解决方案，你离线的大脑应当为自己出谋划策。但麻烦的是，
离线的大脑是你无法控制的。所以要小心，离线的时候不要去刻
意地讨好别人。通过"离线治疗"，你可以获得更多的自我认知，
同时也还要谨慎为妙。

一个讨好者希望得到他人的认可和赞赏。他是那么希望自己
被家人、被伴侣、被朋友或被同事接受，以至于从来不敢说出自
己的想法，从来不敢发火，张口闭口都是一个"好的"，而且总
是关注别人对自己的看法。很不幸，我们是不可能满足所有人的。
众所周知，随便十个人里，你最多能让七个人满意。所以，你一
旦遇见十个人，要记住肯定至少有三个人不会和自己合拍。不幸

的是，讨好者恰恰会把注意力放到这三个人身上，并不惜一切代价来取得他们的赞赏。还是主要关注真正喜欢你的这七个人吧，千万不要捡了芝麻，丢了西瓜。

讨好者会为别人付出很多，说别人爱听的话，但他们也想得到回报，希望得到认可和赞赏。也许是下意识的，但别人能感觉出来这一点，这有时会让他们与讨好者拉开距离。最后，讨好者得到的结果与自己期望的完全相反，只得孑然一身地度过余生，有苦难言。

芸芸众生，各有千秋。我当然不是建议你从现在开始像一只粗鲁的史前恐龙一样办事，但你仍然要敢于划清自己的边界。从长远来看，人们会因此而更加欣赏你。

在每个办公室里，都会有这么一位同事：他做人鞠躬尽瘁，他上班最早打卡，他随时准备接手别人的任务。你通常会注意到，这个同事最后得不到什么尊重，他的努力常常被别人忽视。事实上，礼貌地表达自己的意见，以一种自信（而不是咄咄逼人）的方式站在自己的立场上，并心怀适当的雄心壮志，这才是更好的做法。否则，别人会认为你是个软骨头。通过这样的行为，你可以给自己腾出时间，让离线变得更容易。

怎样才能找到完美的平衡点呢？你如何能学会不让别人欺负自己呢？你又该如何不去讨好别人却仍然保持同理心呢？

我的第一个建议是：做你自己。永远不要放弃自己的价值原则，同时也要保持合作。同理心和善心这样的品质是很有价值的，所以一定不要把它们扔掉。只不过，有同理心并不意味着你需要容忍他人的欺压，善心也不是没有意见的代名词。

如果你想得到他人的重视，就要外向一些，有积极健康的志向。所以，不要遇到什么事都首肯心折，不要对什么东西都赞不绝口。坚定地站在自己的立场上，让别人知道他们能从你这里学到什么，这样他们有可能会更欣赏你。在一个群体中，友善之心应该与办事的果敢和自信并存。

同理心对你有帮助。如果你对别人很友好，必要的时候，他们会很乐意回报你。但是阿谀奉承会适得其反。别人会从你的行为中感觉自己被操纵了。如果你总是满口甜言蜜语，迁就他人，人们就会起戒心。所以，千万不要假装友好，为了达到目的而装出来的友好，叫操纵。人们通常很快就能察觉出来，可能会和你断绝关系。

设想一下，餐厅里面有的服务员非常友善，他们真心热爱工作，而有的服务员却特意讨好顾客，希望得到更多的小费。感觉如何？

讨好者的脑回路是这样的："如果我能够隐藏自己的缺点，别人让我干什么我就干什么，他们就会尊重我。这样，我就能成为这个群体里很受欢迎的人。所以我不可以也不应该把自己的阴暗面表现出来，我必须阿谀奉承，否则他们会把我踢出团体。在我看来，在一个集体里失去地位是最糟糕的事情了。"这样，讨好者就变成了一个貌似没有个人需求的人，他总是为别人操心，从来不满足自己，导致职业倦怠的风险变得很大，因为每时每刻都为别人效力非常耗费精力。

不敢奢想总爱讨好的人能有什么好点子。他们一直忙着为他人服务，没有时间离线。关注别人和持续工作，这些都是讨好者的日常。

# 8
## 用成长型思维方式面对生活

——

"一旦你的思维模式发生了变化，外面的一切也会随之改变。"

——史蒂夫·马拉博（Steve Maraboli）

——

你的思维模式决定了你如何看待自己和自身的品质。我们把它分为两种基本类型：一种是固定型思维方式（你认为自己的才能是固定的、不可改变的），另一种是成长型思维方式（你认为成长和改变是有可能的）。

很小的宝宝们每天都在忙着学习（吃饭、走路、说话）。他们不怕犯错，从不放弃。你可以说，小孩子天生就具有成长型思维方式。在一些孩子身上我们能看到，这种成长型思维方式会在多年之后转化为固定型思维方式。要是一帆风顺，他们就充满自信，但只要遇到困难，他们就会放弃。

斯坦福大学的心理学教授卡罗尔·德韦克（Carol Dweck）决定深入调查这个现象。设想一下：孩子在一次考试中取得了好成绩，你可以说："你真聪明啊！"或者说："你为这努力了好久呢！恭喜呀！"在第一种情况下，你的关注点是一个固定的事实：孩子很聪明，没别的了。在第二种情况下，你的关注点是孩子所付出的努力。假如这个孩子的成绩不理想，有固定型思维方式的孩子会说："我做不到。"而有成长型思维方式的孩子会说："我还没做到。"重点就在这个"还没"上面，就是这个词把固定型思维方式变成了成长型思维方式。因为这样你会相信："我之后还是可以成功的，我有成长的可能。"

具有成长型思维方式的人，对于他人对自己的看法不那么敏感。他们敢于抓住机会，敢于从过去中汲取经验。他们充满自信，渴望挑战。对他们来说，失败意味着更多的磨炼，让自己敢于离开舒适区①。因此，这些人能够提高自己的能力，从自己的错误和得到的反馈中吸取教训。个人能力的极限到底在哪里，他们也不知道。

当你有了成长型思维方式，就会重点关注成长的机会。"也许我现在还无法取得成功，应该怎么做才能自我改良呢？"成长型思维方式也意味着你喜欢寻求挑战。别人不能给你太简单的任务，因为它们无法为你提供成长的机会，让你觉得自己的能力已经达到了极限。除非离线的大脑来拯救你，为你提供新的想法，以便在未来实现。但是，如果你有固定型思维方式，就彻底没救了，离线的大脑也帮不了你。有固定型思维方式的人认为自己的能力已经达到了极限，没有什么可以再学习的了。这些人过着一成不变的生活，循规蹈矩，按部就班，不冒一丝风险。

---

① 舒适区（comfort zone），又称为心理舒适区，指的是一个人所表现出的心理状态和习惯性的行为模式，人会在这种状态或模式中感到舒适。

你经常会看到，有固定型思维方式的人会尽一切力量避开自己不太擅长的事情，这样他们就不会犯错，也不会得到消极的反馈。这些人对他人的批评和意见非常敏感。完美主义和对失败的恐惧，都会极大地阻碍他们对新事物的体验。一个有固定型思维方式的人，很难得到进一步的发展。

好消息是，你的思维方式并不是固定不变的。你可以把固定型思维方式转变为成长型思维方式。毕竟，有固定型思维方式的人完全可以学会离线，学会幻想，学会发掘可能性，学会自我反省。"失败不是结果，收获的经验更重要。"如果要让他们敢于这样想，敢于离线，往往需要环境的推动。因为现在的他们仍然坚信，自己无论如何都会再次失败。

如何迈出拥有成长型思维方式的第一步呢？一切都要从学习这些新词汇开始：

| 不要说……<br>（固定型思维方式） | 要说……<br>（成长型思维方式） |
|---|---|
| 我做不到 | 我还没做到 |
| 我不知道该如何下手 | 我还不知道该如何下手 |
| 我不能犯错 | 我要是犯了错，也算学习了 |
| 他们会怎么看我啊 | 反正能从头再来 |
| 这不可能万无一失 | 我尽力而为 |
| 我放弃 | 也许我能尝试另一种方案 |

图8　固定型和成长型思维方式

成长型思维方式与科学家所称的"self-efficacy"密切相关。在荷兰语里，我们称其为"自我效能"（zelf-effectiviteit）。它指一个人对自己有信心，认为自己有足够的能力去完成某项任务或解决某个问题。这是人们能够应对压力、避免职业倦怠的必要条件。

我们可以称之为"主动应对"（proactieve coping）。"压力应对技巧"便是我们面对压力时可以采取的处理方式。如果你相信以下几种说法，那么你就已经在使用积极的应对技巧了。

1. 我有足够的能力来解决这个问题。

2. 我学得很快。

3. 我的人生中有很多目标。

4. 我在必要的时候总能保持冷静。

5. 我遇到问题时，总是会寻找至少三个解决方案。

6. 即使遇到挫折，我也不会气馁。

7. 我不经常陷入忧思。

消极的应对技巧自然也存在，比如喝大量的咖啡、吸烟，否认自己的情绪，欺骗自己。你不承认自己出了问题，不相信有解决的办法，大脑不再能离线。为了完成任务，你只能在酒精和咖啡的影响下，把自己累垮。

想要提高自我效能，你可以把自己的应对技巧都列出来。如果你发现这个列表上有太多消极的、具有破坏性的应对技巧，就要首先去解决它们。这个方法和 ABC 方法有些类似，只不过现在要用的不是思想，而是行为。

在这个过程里，你可能需要他人的帮助。但是寻求帮助往往很困难，因为自我效能低的人对别人的意见非常敏感。他们需要知道，在求助的时候，他们不会受到批评，而是会获得建议。所以，如果你发现自己身上有消极的、具有破坏性的应对技巧，就大胆地去求助吧。

你也可以把自我效能看作对自己能力的信任。它本身并不是一个人拥有的有效技能，而是一种假设、一种信念、一种思维方式。自我效能高的人会给自己设定很多目标，他们先揣摩自己的选择，然后再开始工作。这些人经常离线，因为他们相信自己有能力完成任务。他们普遍自我感觉良好，无论是在职业上还是在个人生活中。他们想干就干，喜爱挑战，同时也不耻于向熟人、朋友或家人寻求援助。他们生活在一个积极的环境中，同时也帮助创造积极的环境。这样的人有一种天生的自主性、真实性和自信心。

# 9

## 锻炼你的联想思维

———

大家很久以来都认为，大脑是人体里最复杂的器官，但其实你的肝脏、心脏和肾脏也可以完成很多复杂的任务。和它们相比，你的大脑至少有一点优势：只要你愿意锻炼它，就能在一定程度上控制它。

我们的大脑就像一块可以锻炼的肌肉。有时，你需要把注意力完全集中在一项指定时间内必须完成的任务上；有时，你要给大脑留出自由的空间，让它尽情展开联想。你抓到一个想法，而它又能唤起另一个想法，产生无限的可能，让你的想象力自由驰骋。

你本身是不需要学习联想思维的，我们的大脑本来就是一个联想高手。但是，我们可以时不时地给大脑一个小推力。比如，埃德加·爱伦·坡[①]（Edgar Allan Poe）有时会从字典里随便选出三个词，然后以此为基础撰写一个新的故事。这样，他可以强迫自己在这些乍一看毫无关联的事物之间建立联系。你可能还没有这种写作天赋，但也可以通过其他简单的方式来提升自己的联想能力。比如使用来自过去的气味或图片。

———

① 埃德加·爱伦·坡（1809—1849）是 19 世纪著名美国诗人、小说家和文学评论家，是美国浪漫主义思潮时期的重要成员。

一张老旧的班级合照、一本多年前读过的书、奶奶衣服上香皂的味道，它们无疑会立刻勾起你的各种回忆和联想。但是，不要只关注过去。使用一些和过去没有关系的东西来做联想练习也是不错的。比如，你可以想象一下五年后的你会是什么样子，并以此为出发点。通常情况下，进行自由联想比较容易，因为一切都是开放的。

联想会消耗大脑里的很多能量，但它同时也可以节省能量，因为你的思维是跳跃式的。在培训过程中，我们给学员们做了很多这样的思维练习。这样的练习非常受欢迎，因为它也算是一种训练记忆力的方式。例如，我们要求学员们记住这个单子上的十个数字和单词：

1. 树枝
2. 亚当
3. 八哥
4. 鹿
5. 狮子
6. 水沟
7. 石头
8. 钻头
9. 露水
10. 下巴

然后，我们把学员们另外需要记住的十个单词朗读出来。他们不能做笔记，但可以在这些词和上面的词之间建立联系。也就是说，他们需要从朗读的单词联想到他们已经记住的单词。刚开始的时候有些困难，但经过一段时间的练习，大部分学员都能成功记住。如果他们能建立很好的联想，第二天就仍然可以完美地记起朗读的十个单词。以"鸟"这个词为例，一位学员做出了这样的联想："一只鸟坐在树枝上。"随后他脑补了一幅画面。第二个词是"机械师"，这位学员又做了一个联想："在过去，机械师通常是个男人。"如此继续下去。

这个练习令人放松，促进联想，既可以锻炼离线的大脑，又可以锻炼记忆网络。

当你能将联想思维与逻辑推理交替进行时，就更有意思了。你的思想调色盘会变得绚丽多彩。首先，你开始联想，然后再把所有想到的东西都整理一下，并举例说明，让它们变得更加通俗易懂。比如，随便选择"大脑"这个词，然后尽情放飞自己的思绪。也许有一天我们能一起写本关于大脑的书呢。

另外一个练习是：你可以用联想练习来发掘你重要的价值观，找到自己真正关心、真正喜欢的事物，以此作为生活准则。

» 你还记得小时候的谁呢？是谁发掘了你以前不知道的能力和激情呢？是谁帮你发现了一些你不曾知道的事情呢？是父亲还是母亲？是兄弟姐妹，还是老师、朋友、邻居、教练或导师呢？

这让你感觉如何？现在回想起来，你有怎样的感触？是什么让这些人或那些时刻如此特别？

　　» 你理想中的生活是怎样的呢？怎样才能成为理想中的自己呢？你这一生的使命和愿望是什么呢？

　　» 你有没有经历过这种情况：你感觉格外地活跃，充满朝气与力量，但同时又平静如水，颇有灵感？那之后发生了什么呢？你的感觉如何？这些情况有什么特别之处呢？

　　通过这种练习，你可以一点一点地发掘出自己的天赋和价值观是什么，什么能使你更有创造力，什么能让你更好地发展。

　　花好几个小时拼命地思考来提高你的创造能力，是万万不可取的，不断地忧思也是不行的。你只能等到一个想法突然出现，来促使自己意识到："就是这个了！"但是，你可能需要先涉足好几个不同的领域，才能获得这种突如其来的想法。转化会让你离线的大脑保持年轻。你愿意接受未知的事物吗？你经常旅行吗？你经常冒险吗？经常去电影院或博物馆吗？你会时不时与陌生人聊天吗？

─── **离开你的舒适区** ───

我非常钦佩阿尔诺德·范·德·波什 [1]（Arnout Van den Bossche）。他多年从事于顾问行业，却带着自己的搞笑天赋，义无反顾地跳入了娱乐圈，并取得了巨大的成功：他的演出《初学职业倦怠》[2] 吸引了上万观众的眼球，我们这个领域的所有人都在谈论他的作品。他本可以在原来的岗位上平平安安地多待几十年，但选择去跟随自己内心的梦想。

───────────

① 阿尔诺德·范·德·波什是比利时脱口秀喜剧演员。

② 原名为 *Burn-out voor beginners*。

# 10
## 明确定位，找到自己的心流 ①
——

"每个人都是天才，但如果你叫一条鱼去爬树，它将一辈子都认为自己是个笨蛋。"人们通常认为这句名言是出自爱因斯坦之口，他也许根本没说过这句话，然而我找不到另外一句能更加准确地表达我的意思的句子了。

撰写那些我热衷的话题从来不会让我感到无聊，写作的时候，我能找到自己的心流，专心致志，时间过得飞快。以前，我从来不认为自己很有创意，直到我开始从事写作行业。这也是因为创意往往被视为一种天赋：你要么就有，要么就没有。创意到底是天生就有的，还是经过千锤百炼才能得到的？是先天的还是后天的？如果你生来就有创意，那就只能乖乖等着好主意找上门来吗？创意毕竟不是说来就来的。

我个人认为查尔斯·达尔文 ②（Charles Darwin）的故事非常有趣，因为它能向我们展示，创造力可以有许多面孔。年轻的时候，没有人能预料到达尔文长大后会成为一个颠覆我们世界观的人。

---

① 心流（Flow）在心理学中是指一种人们在专注进行某行为时所表现出的心理状态。通常在此状态时，人们将个人精神力完全投注在某种活动上，不愿被打扰。
② 查尔斯·达尔文是英国著名生物学家，他提出了生物进化论学说，他的理论对人类学、心理学、哲学的发展有深远的影响。

他不是一个好学生，他的父亲觉得他应该成为一名传教士。达尔文也认为自己只是一个普通的、平庸的人，直到他登上了"比格尔"号航船。这艘船将带他到南美洲、澳大利亚、非洲南部和几个偏远的岛屿。在那里，达尔文找到了自己的人生目标。他像着了魔一样，研究了大量的动物和植物。旅程结束后，他开始了艰难的工作。他对自己收集的物品进行细致的分类，进化学说就这样诞生了。其著作《物种起源》[①]最早发表于 1859 年，为现代的进化论奠定了基础。

达尔文当时犹豫了很久，纠结要不要把他的进化学说公之于世。他毕竟远远地走在时代前面。他的犹豫是有道理的：这一理论至今仍然受到宗教原教旨主义者的谴责。所幸的是，达尔文并没有因为诸多批评而停下脚步。1871 年，他出版了极具开创性的《人类的由来》[②]。在该书中，他积极倡导自己的观点，认为所有种族的人类都属于同一物种。这在当时是一个革命性的观点。

为什么我觉得达尔文的故事如此特别呢？因为达尔文跟随自己的直觉，发现了一个自己能真正发挥创造力的领域。他好奇心强，有求知欲，懂得把自己的观察结果有条有理地记录下来。虽然达尔文可能在最后阶段有点变懒了，多亏朋友们的督促，他才能把自己的研究结果发表出来。因为当时出现了想占便宜的人，

---

① 英文原名为 *On the Origin of Species*。

② 英文原名为 *The Descent of Man*。

阿尔弗雷德·拉塞尔·华莱士[①]（Alfred Russel Wallace）在同一时间得出了与达尔文相同的研究结论。一瞬间，达尔文奋发图强，加快完成了著作。要是没受这个刺激，我们现在谈论的可能就不是达尔文，而是华莱士了。也许是达尔文太有创意了。在之后完善理论的期间，他不仅花费了大量的时间和汗水，还要和他人竞争。

有创意的人需要找到适合自己的事物，正在读这本书的你也一样。在你所有的才能中，也许就藏着能真正让自己着迷的那一个，而它正是你应该去寻找的。当然，这说起来容易做起来难。在寻找它的道路上需要不断经历失败并反复尝试，直到你茅塞顿开："就是这个了！这就是我的人生目标。"当然，我还是可以给你透露一些游戏规则，帮助你更好地给自己定位。

» 你需要涉足不同的领域，尝试未知的事物。比如去旅行，学习新的语言，试着更有同理心。

» 我希望你还记得这个：自由地沉思。思考你的过去、现在和未来。变懒一点，让你的离线网络发挥作用。一个生活三点一线，整天干完同样的事情就躺在沙发上看电视的人，是永远不会发现适合自己创造力的活动的。

---

① 阿尔弗雷德·拉塞尔·华莱士是英国博物学家、探险家、地理学家、人类学家与生物学家。

» 还是那句话：要时常偷个懒！

» 寻找到底是什么能让你充满活力，找到自己的心流。前面提到过，我在开始写作之前是如何做准备的。好的习惯有助于我找到心流，所以，写作前我总是先打扫桌面。但我能向你保证：如果我要干一些会计的活儿，就算提前打扫了桌面，自己也没法聚精会神地盯着电脑做两小时的账。但如果是写作的话，我反而会精力充沛。

---

### 在恰当的环境中找到心流

想要获得真正的创造力，你绝对少不了心流。"心流"这个概念，最早是由积极心理学的创始人之一米哈里·契克森米哈（Mihaly Csikszentmihalyi）提出的。心流是一种心理状态，在此状态下，人们可以完全沉浸在自己的工作活动中。心流具有以下特点：精力集中、全神贯注、不受时间的限制。

在以下情况中，你能进入心流状态：

1. 你有一个清晰的目标。

2. 你注意力集中、方向明确。

3. 你完全沉浸在活动中，忘记自我。

4. 你失去了时间概念，时间弹指即逝。

5. 你认为手头的工作非常具有挑战性。

6. 你感觉自己可以控制目前的状况。

---

7. 你认为目前的工作是有意义的。你热爱从事这项活动，而且不需要任何外界的回报（比如金钱、老板的赏识等等）来督促你继续这项活动。

# 11

## 探索其他文化，建立新的联系

————

每个人都拥有一定数量的心理基模①。心理基模存在于我们的大脑中，能让我们按照预设的程序和模板来执行一项任务。当你开车去上班时，你会下意识地做出一系列动作：把车从车库里开出来，加油门，踩刹车，左看右看，注意车流，等等。无论是去餐厅影院，还是削苹果、剥鸡蛋，都会用到心理基模。这些心理基模非常实用。想象一下，如果你每天都要重新学怎么削苹果，该多么麻烦。但是，这些心理基模也会限制你的发展。如果你总是不假思索地用同样的方式做每一件事，就无法给你的大脑留出寻找创新性解决方案的机会。所以我的最佳建议是：探索世界，远近皆宜。要经常旅行，走出去接触其他的文化。仔细看一看、听一听不同文化背景下的人是如何做同一件事的。去参观博物馆，欣赏艺术，阅读不同种类的小说和纪实文学，尝试不同的运动。

尝试新的事物可以提高大脑的可塑性。你的脑细胞上会生长出新的分支，形成新的轴突、树突和新的连接（突触）。此外，大脑中如此重要的支援细胞（胶质细胞）和包裹脑细胞的脂肪层

————
① 心理基模（Schema），认知心理学的一个重要概念，是瑞士心理学家让·皮亚杰（Jean Piaget, 1896—1980）在研究儿童成长和认知发展过程之际提出的一个概念，指人的认知行为的基本模式。

会增加，从而减缓大脑的老化。

通过以上活动，你的离线网络能够更容易地建立新的联想。所以说，为什么不报名参加一个制作陶瓷的课程或者学习一门新的语言呢?

# 12
## 练习如何给予积极情绪吸引因子

——

*"如果你一直用同一种方法办事，*
*你得到的也永远是同一种结果。"*

——匿名

——

领导能力和情商方面的世界级权威专家理查德·博亚特兹（Richard Boyatzis）指出：情绪是会传染的。如果自我感觉不好，就无法好好地和他人交流，反之亦然。和他人谈话时，我们能够觉察到微妙的信号，这些信号可以告诉自己另一方对谈话的感受。如果对方不喜欢我们，我们就能感觉出来，这一点又会反过来影响到自身。

设想一下，你和朋友聊天的时候闹了矛盾，这之后不久，你需要参加一些非常重要的工作谈话。毫无疑问，你一定会尽全力摆出最美的笑容，自信而友好地与对方交流。但是你可能没有意识到，自己仿佛戴了一个无形的消极面具，它散发着负面情绪和挫折感。尽管你面带笑容，但是对方仍然能觉察到你的情绪，并且立马产生困惑感，因为情绪传染的作用是立竿见影的。

还有一种传染的形式是社会传染。双方谈话的地点、前期准备、衣着……这一切都有影响。

闭上眼睛，想象一个让你感到非常气愤或沮丧的人，回想一些非常令人恼怒的事情，好好沉浸其中。你感觉如何呢？你很有可能下巴紧绷，牙关紧闭，双肩耸起，呼吸急促，心跳加快。简而言之，你的身体会表现出真实的应激反应的所有迹象。再闭上眼睛，这次想一想你的孙子或孙女，或者其他和你非常亲近的人，回想一些和他们在一起的美好时刻。你会发现，那些应激反应会立即消失。

博亚特兹讲的是积极情绪吸引因子（positive emotional attractor，简称 PEA）和消极情绪吸引因子（negative emotional attractor，简称 NEA）。

积极情绪吸引因子指的是某个事实、某种情绪或某个人，它能激活我们身体的副交感神经，也能激活大脑的离线网络。这会使人们变得冷静，更有创造力，并对某种情况产生共鸣。他们的注意力不再仅仅集中于事实本身，还集中在这些情况所带来的积极情绪和机会。在这种时刻，他们会有成长型思维方式，会想去找到一些目前无解的问题的解决方案。积极情绪吸引因子是愉快的场面、鼓励的话语、积极的评价、挚爱的亲人等等。

与之相反的是消极情绪吸引因子。消极情绪吸引因子调动的是你大脑中对威胁做出反应的那部分。因此，作为核心的是负责任务导向的部分：你的在线网络与交感神经一起被激活。所以，消极情绪吸引因子是刺激、威胁、和你难以相处的人和消极的评论。

如何在日常生活中运用这些知识呢？假如你需要进行一次困

难的谈话，并为此感到焦躁不安。那么就在谈话前花点时间做深呼吸，并把注意力放到积极情绪吸引因子上。这样，你会感到更加放松，变得更平静，创造力提升。这一切在谈话时都会对你有好处。此外，你还可以把这种冷静的态度适量地传递给你的谈话对象，有机会让谈话变得更有建设性。

在没有威胁的时候练习使用积极情绪吸引因子是最好的，这样你在压力更大的情况下也能够使用它们。我们可以把它比作学习游泳：你肯定不会一开始就扎进大海里学。你首先会在安全的游泳池里练习，牢牢掌握了游泳技巧后，才会小心地在海里游泳。

## 寻找你的榜样

放松姿势，如果可以的话，也闭上你的眼睛。集中注意力回忆过去，从你最初的记忆开始。你能否在生命线中找到对你有特殊意义的人呢？也许是你的父亲或母亲、你的老师、你的兄弟姐妹或一个学习榜样，他们帮你发掘了自己未知的潜力，教会了你如何实现自己的目标。

这些人是否给你的生活带来了小小的改变，而这些改变在之后的人生之路上意义重大？描述一下你想到这些人时的情绪，我们把这些人统称为"积极情绪吸引因子"。与其相反的是你在生活中很不幸地同样会遇到的"消极情绪吸引因子"。

通常情况下，一个积极情绪吸引因子是一个榜样，它能为你提供一种想法、一种可能性。比如，我还清楚地记得我的先父先母是如何面对困难的。他们从不沮丧，总能保持冷静，富有创造力，没有什么不能应对的。他们总是尽心尽力，毫无怨言。在如今艰难的商业生活中，也许他们的生活方式不一定行得通，但对我来说，这段记忆依然意义非凡。我从他们身上学到，做事不一定要硬碰硬，你可以通过体贴温和的方式来解决问题，实事求是。我不一定非要当个强硬的创业者，我可以另辟蹊径，获得更大的成功。

我们几乎80%的榜样都是这类人。他们都是相信过你的人：从父母到老师，再到伴侣，甚至有时是你的子孙或教练、经理或人生导师。

消极情绪吸引因子的目的不是激发我们的创造力，而是弥补不足。它们通常在固定型思维方式和在线的大脑里产生。不幸的是，不好的或消极的情绪会持续存在很长一段时间。博亚特兹等专家认为，一个人需要三到五个积极的表达才能抵消掉一个消极表达的影响。因此，在非常重要的谈话中，我们应该在必要时忽略消极情绪吸引因子，马上转向积极情绪吸引因子。只有这样，谈话或辅导才有意义。当然，有时你也需要直言不讳，偶尔传递一个消极的信息也是必要的。但是，不要把消极信息作为谈话的开端，尽量先从积极的开始，时间足够让你再谈到别的方面。

试着把一些积极情绪吸引因子说出来。这样一来，他人和自己都能够开始寻找创造性的解决方案。

# 13
## 找到一个适合自己的放松训练

——

放松训练其实很简单。如果你想给大脑一个离线的机会，就需要放松。当然，如果听到别人的指令才放松，就必定会适得其反。所以，你应该寻找适合自己的放松方法。有人喜欢做一些放松训练，有人反而觉得在垫子上打坐会让人更紧张。打坐的垫子并不是放松的前提条件。

实际上，你做哪种放松训练并不重要，只要它背后有科学原理支撑就行。随意尝试一些训练方法，当你找到一种能让自己感觉良好的训练方法后，要经常做它，最好每天都做几十分钟。

我个人很喜欢舒尔茨的自律训练[①]，它属于一种自我催眠，让你扫描你的整个身体。

另外一种很常用的好方法是所谓的"全身扫描放松法"。它归根结底和上面的方法差不多。在这个训练中，你好似在利用大脑来扫描自己的整个身体，这能使你注意到身体里发生的一切。这样的身体扫描在刚开始的时候肯定很困难，你总是会下意识地开始想别的事情：还有几封邮件没回复，今晚该吃什么，不要忘记

---

[①] 自律训练最早是在 20 世纪 30 年代由研究临床催眠和远东冥想技巧的德国精神病学家约翰内斯·海因里希·舒尔茨（Johannes Heinrich Schultz）创立。自律训练帮助人们习惯于听从自己的语言暗示，从而在短时间内进入深度放松状态。

寄出去那张明信片，等等。不要因此而气馁，如果发现自己走神了，就平静地把注意力回归到身体部位上。

## 你仍需注意的几点

你可以在书中和网上找到很多放松训练，但是，我还是建议去拜访专门的理疗师或治疗师。要关注他们的教育、培训、背景和专业性，寻找真正训练有素的专业人士。放松训练毕竟不是适合所有人，成年人还会有各种禁忌。比如，哮喘病人不能做任何阻挡呼吸的训练，想象的场景也需要注意。如果治疗师让你想象自己在一片绿色的草地上，到处都是盛开的菊花，那他事先必须要确定你不对花粉过敏。我作为治疗师，有时就会接手有这种情况的人，然后我会相应地调整训练内容。如果你有高血压或背部有伤，就绝不应该使用雅各布森的渐进式肌肉放松法[①]，因为他要求你先把肌肉群绷紧，然后再松弛下来，从而使你感到更加放松。有这些症状的人最好不要绷紧肌肉。

这些并不意味着放松训练是危险的。它帮助了世界上数百万的人，我们只需要谨慎对待就好。

---

① 渐进式肌肉放松法是一个非药理学深层肌肉放松的方法，于 1908 年在哈佛大学由美国医生埃德蒙·雅各布森（Edmund Jacobson）首次提出。

# 14
## 用呼吸训练和冥想的方式离线

——

*"千里之行，始于足下。"*

——老子

——

许多人认为，放松训练和呼吸训练是同一回事，这不是完全正确的。的确，有些呼吸训练也有放松的作用，有些放松训练会使用特定的呼吸技巧，但想用一种代替另一种肯定是不行的。我个人认为，呼吸训练属于冥想。当受到威胁时，我们的呼吸会加快，把更多的氧气吸入胸腔。因为我们需要富含氧气的血液，从而使肌肉进入战斗或逃跑的准备状态。如今，给我们带来威胁的不会是野生动物或恶劣的生活条件，而是电子邮件挤满的收件箱、工作的最后期限等等。然而你的大脑无法区分它们，一封邮件对我们的威胁显然远远不如一头饥饿的狮子，但我们的大脑并不在乎这一点。结果呢？你会变得非常紧张，坐立不安，徘徊不定，一副仿佛有生命危险的样子。

现在有很多人整天呼吸急促，好像他们随时都可能撞上一头狮子似的。有时候这种症状非常明显，也就是所谓的过度呼吸。有时候症状不那么明显，也不那么严重。你会感到疲惫，焦躁不安，肌肉紧张。此外，经常过度呼吸的人往往是完美主义者和拖延症患者（没错，这两者常常会同时出现）。他们总是有干不完的事情，无时无刻不生活在压力之下，所以他们的大脑总是在线的。

对于大多数人来说，当他们吸气时，腹部是不会移动的。先检查一下你是不是他们其中一个：把你的手放在肚皮上，然后吸气，你的腹部应该向前隆起。使用腹式呼吸法的时候，你的膈 [①] 会下沉，这样可以扩大胸腔的空间，进而使胸腔内的气压下降，空气就会被吸入肺部。当膈下沉时，你的腹腔会被往前推，肚皮也就鼓起来了。

## 4-7-8 呼吸法

4-7-8 呼吸法大概是这本书中最重要的训练了。经过几个星期的训练后，你便可以非常容易地在自己选择的时间段离线。

这个训练有几个变体，我在这里采用了安德鲁·威尔（Andrew Weil）开创的 4-7-8 呼吸法，步骤如下：

1. 在这个训练中，你可以使用任何姿势。如果你坐着的话，我建议最好把背部贴靠在椅背上，并将双脚平放在地上。

2. 闭上你的眼睛。

3. 把舌尖抵在上牙的后方。

---

① 膈是胸腔和腹腔之间的膜状肌肉，它位于心脏和双侧肺脏的下面，肝脏、脾脏、胃的上方。

4. 轻轻吸气，用力呼气。

5. 把气用嘴吐出来，好像在吹蜡烛一样。肺里的空气要完全呼出来。

6. 把嘴巴闭上，用鼻子慢慢吸气 4 秒钟。好像你在闻玫瑰花的香味。

7. 屏气 7 秒钟。

8. 然后用嘴把气都吐出来，持续 8 秒钟。

9. 重复这三个步骤：吸气 4 秒，屏气 7 秒，呼气 8 秒。

你第一次做的时候，或者前几天内，可能会感到有点头晕，但这种情况是暂时性的。训练要每天做两次，但每次不要超过四个呼吸循环。一个月后，你可以逐渐过渡到八个呼吸循环，不能再多了。再过几个月，你就会发现许多积极的变化。你不再那么容易生气，睡觉更香，能更好地掌控自己的生活了。你可以在安德鲁·威尔的一次 TED 演讲 ① 中看一看他的演示。我本人每天做两次 4-7-8 呼吸练习，作为早晨和晚上固定的习惯。这大大改善了我的生活，我一整天都能保持平静，睡眠很好，肌肉放松，我更为他人着想，创造力也得到很大的提升。

我个人是非常喜欢 4-7-8 呼吸法的，因为它既简单又有效。

---

① TED（technology, entertainment, design，即技术、娱乐、设计）是美国的一家私有非营利机构，该机构以它组织的 TED 大会著称，来到 TED 大会现场做演讲的大多为某一领域的佼佼者。

其最大的优点就是不需要任何器材，随时随地都可以练习。当你掌握了这个方法后，就可以在遇到小挫折时，或和别人争吵时，或在重要的会议前做一做这个训练，帮助你冷静下来。几个月后，也许你的消化系统会变好，身体更健康，睡眠质量更高。你可以在任何时间任何地点尝试 4-7-8 呼吸法，比如在一个枯燥的会议里，你通常可以闭上眼睛而不被别人发现，就算你的同事们都睁着眼，他们估计也在神游天外。唯一不能用 4-7-8 呼吸法的地方就是路上：你开车的时候显然不能闭上眼睛。我也不建议有哮喘的人做这个训练：哮喘患者最好不要抑制自己的呼吸。

　　你也可以参加一些调整后的课程，例如心脏连贯性训练。心脏连贯性训练是一种有科学依据的方法，你需要学习一种特定的呼吸技巧。它能让你的心脏进入一种特殊的安宁的状态，从而在大脑、心脏、血压和呼吸的运作之间创造出一种和谐状态。你的大脑会向心脏发出最佳的信号，反之亦然。心与脑之间形成了平衡，这会让你感到安全和平静，便能从容地进入离线模式。经过适当的培训和大量的练习，你的大脑会变得更平静，呼吸系统也得到优化。在比利时，你可以去卢瓦尼 ①（Louvanie）学习这种心脏连贯性训练。这个学校有很多分支，也许在你的地区也是如此。另外，在荷兰有很多学校可以教你心脏连贯性。

---

① 一家提供减少压力培训的比利时教育机构。

除了 4-7-8 呼吸法和心脏连贯性训练之外，还存在很多其他的呼吸训练和技巧，这些都是你大脑离线的好帮手。例如，你可以花几分钟有意识地进行呼吸，循序渐进地转移你的注意力，把它一步步地集中到你的呼吸上：仔细感觉空气是如何通过鼻腔进入腹部的，它又是如何离开你的身体的……这个过程可以给予你一种非常愉快、平和、宁静的感觉。

你也可以直接数数：1、2、3、4……或者念出呼吸的节拍：进、出、进、出……能抽出时间来关注呼吸，也是很幸福的。

刚开始的时候，你的思绪无疑会开始游走，大脑逐渐又会上线。但经过大量的练习后，你会发现，你做的内省和联想变得越来越多，就像前面所讲的思绪游荡一样。这样一来，你的路就好走了。让其他的思绪尽情地来往吧，如果你又走神了，也不要气馁。让思绪尽管来，只要你接受它们的存在，然后把注意力放回到呼吸上。这个训练要持续多久，任由你自己决定，但千万不要忘记：熟能生巧。所以，刚开始的时候不要一下练习太久，而且永远不要把它当成一件苦差事。

## 冥想的时候，你不一定处于离线状态

人们对冥想有很多误解。许多人以为冥想就等于"停止思考"，这实际上是不可能的，即使是高僧也无法达到这种境界。无论如何，我们的大脑总是以这样或那样的方式处于活跃状态。

此外，冥想的方式有很多种。例如，你可以把 4-7-8 呼吸法看成一种非常简单的冥想方式。就像之前所说的，这种训练可以促使你的大脑离线。这起初可能比较困难，你需要多加练习。

## 开放监视冥想

有一种冥想方式对你离线的大脑很有好处，就是开放监视冥想，又叫"主动无约束意识冥想"。开放监视冥想专注于自己的身体和周围环境在冥想时刻的感受、思想或知觉。开放监视冥想的目标，是让你能够静静地坐在某个地方，同时可以监视自己思想的走向。

你的目的不是把思想主动地往某个方向引导，你只需要进行观察。开放监视冥想时最大的挑战，就是你在观察时不做出任何判断或反应。

开放监视冥想的例子有正念冥想、内观冥想、全身扫描式冥想和慈心冥想，或者这些冥想方式的某种组合。你也可以加上曼陀罗唱诵，在冥想时，专注于振动或其他身体上的感觉，同时吟唱曼陀罗唱诵。

## 单点冥想

    你静静地坐着，忽然，你听到了什么东西，你意识到它的存在，但不做出任何反应。你又闻到了什么，和先前一样没有反应，你能看到东西、尝到东西，能感觉到你坐的椅子。重要的是，你只需要意识到这些事物，不要做出反应。你不必在这时感到平静，只需要细心观察你看到的、听到的、感觉到的、闻到的和尝到的都是什么。这样做很有帮助，把注意力都集中在一个点上，比如一块石头。保持好奇的心态，让思绪自由地涌入。单点冥想就像盯着一面无穷大的墙上的一个点。

    开放监视冥想就像盯着一面无穷大的墙上的无数个点。但我们不只专注于一个点，我们要开放地对待所有的感知。要想做到这一点，你首先需要掌握单点冥想的技巧，并且要多加练习。

    那么，思绪来了，我们把流动的思绪看作一条河流。接下来，我们应该远离这些思绪，离开这河水，坐在远处的堤岸上来观察它们。有时候，更多的思绪来了，这条河就会流得更快。我们不让自己分心，将自我放在这些思绪的中心。我们不会给这些思绪打上"好的""坏的"或者"讨厌"这类的标签。即使我们有了新的感觉，比如皮肤发痒、肩膀疼痛，甚至听到晴天霹雳，我们都不做出反应，而是把它看作一个新的聚焦点，这些聚焦点多变且来去自如。我们去感知这些元素，站在它们中间，只去观察。我们不给它们贴上"烦人"或"反感"这样的标签。这些新的感觉通常会自动消失，我们就又能静静地坐在河岸边，看着思绪流过。就如佛教教义里所说的，我们并不是在寻找自我，而是在观察万物。你可以观察你的呼吸，这里不用再数数了，仅仅观察就好。开放监视冥想可以锻炼我们离线的大脑。

许多冥想练习里都包括单点冥想和开放监视冥想的结合。经科学证明，如果你想激发自己的创造力，开放监视冥想的效果最好。你想自己开始练习吗？那就腾出一段时间，选择一种你觉得最舒服的训练或冥想方式，然后练习练习再练习。每天要至少做两次练习，每次练习 15～20 分钟。

冥想的方式无穷无尽，本书也并不是一本有关冥想技术的教程。一切都要从呼吸、正念和慈心冥想开始。

除此之外还有：

» 专注冥想。

» 超自然冥想。

» 内观冥想。

» 基督教冥想。

» 印度教冥想。

» 佛教冥想。

第四章

# 找到自己的节奏

# 1

## 我们的幸福之钥

——

### 男人遇见前女友

齐欧·范·德·波尔克（Tjeu van den Berk）在其《脑干的智慧》[①] 一书中举了这样一个例子：一个男人进入酒店的餐厅里，偶然遇见了他的前女友。他的妻子和孩子还在酒店房间里。他紧张地笑着，开始和前女友随意地聊天。他还清楚地记得和前女友在一起的美好时光，男人的脸开始发红，瞳孔扩张，心里小鹿乱撞，他开始冒汗，也感觉自己内心升起些许焦虑。他忽然感到一股轻微的性兴奋，然后便恢复过来，继续和前女友随意地聊天。

这个例子很好地说明了我们的无意识状态和背侧迷走神经是如何工作的：故事中的男人无法控制自己的脸红、出汗、兴奋……这些都是自主发生的。显然，他自己也认为这些反应威胁到了他目前的情感关系，但这个男人选择不去跟随自己身体发出的信号。人类不仅仅拥有自主神经系统，还有自由的意志，所以我们不必像奴隶一样跟随背侧迷走神经的指挥。

---

① 齐欧·范·德·波尔克所著的《脑干的智慧》（*De wijsheid van de hersenstam*），该书尚无中文译本。

　　在本书的前几章中，我重点介绍了离线大脑对于创造力和同理心的重要性。离线的大脑是一个网络，神经学家把它称为"默认模式网络"（Default Mode Network）。我们都知道，神经元可以通过突触相互连接而形成网络，但是人与人之间也可以形成网络，这就是关系和联系的力量，这种互联性能够建立安全感。最早的人类组织形成部落，建设团体，提供安全，后来出现了城市和国家。现在，很多人一起住在特大城市里。

　　除了提供安全，这种联系也成了对抗孤独的武器。孤独是一个无声的杀手。一个没有任何联系的人，注定会渐渐消失不见。赫尔曼·范·费恩[1]（Herman van Veen）曾唱道："世上没有能治愈年老和孤独的药。"在本章中，我想向大家介绍另外一个重要的拼图碎片：游荡的脑神经。所谓游荡的脑神经就是迷走神经，它为人与人之间联系的建立和网络的形成提供可能。

　　其实，你对迷走神经已经有了一个简单的认识。我们在上一章介绍的 4-7-8 呼吸法不仅能帮你离线，还能触发你的迷走神经。

　　迷走神经是人体里最重要的也是最大的神经之一，它的开端在脑干，沿着颈部一直延伸到你的下半身。它接受来自心脏、肺部和消化系统等各个器官的信号。除此之外，迷走神经还掌控着听小骨（锤骨、砧骨及镫骨），并在我们谈话时发挥作用。迷走

―――――――

[1] 赫尔曼·范·费恩是一名荷兰演员、作家、歌手、作词家。

神经中 80% 的神经纤维是感觉性的，能把肠道发出的信号传达给大脑，另外 20% 的神经纤维把大脑发出的信号传达给肠道。显然，迷走神经对我们的健康和幸福起着重要作用。但我在本书中要着重介绍的是多重迷走神经理论，这个理论将迷走神经分为背侧迷走神经和腹侧迷走神经。腹侧迷走神经尤其重要，因为正是这部分迷走神经可以促使人与人之间建立联系和关系。

　　迷走神经是我们自主神经系统的一部分。自主神经系统是神经系统中自由独立工作的部分，你不需要去管它。想想你的呼吸、心脏跳动、血压变化、胃肠系统的运作和汗液分泌等等，甚至还有一些情绪变化，这些都在自主神经系统的管控下健康有效地运作着，不用你耗费一点精力。你不需要去想：我得开始消化食物了，或者我的心率应该加快一点了。这些不用你管就能自主进行。试想一下，如果你需要控制自己身体里发生的一切，肯定会寸步难行。

　　躯体神经系统是神经系统中我们可以控制的部分。例如，我决定现在弯曲我的胳膊，我就会自愿地并且有意识地从大脑向手臂的神经和肌肉发出信号，然后我就能弯曲胳膊了。（当然，我们的身体在这一瞬间完成了无数极其微小的动作，这些我们都没有意识到。但重点是，我在那一刻决定了我的胳膊该怎么动。）

　　自主神经系统分为两部分：交感神经系统和副交感神经系统。大多数器官都是由交感神经系统和副交感神经系统共同支配的。

　　交感神经系统让你的身体为应激反应中的战斗或逃跑反应做

出准备，除此之外还控制一些其他的反应。我们不需要详细地描述交感神经系统。

副交感神经系统负责构建和修复身体内的组织，尤其是在应激反应之后。

迷走神经是副交感神经系统的一部分。因此，当身体内的一切顺利进行时，迷走神经能给人带来平静感和安全感。

有一个非常有趣的实验可以准确地展示迷走神经的工作原理，那就是德裔美国生理学家奥托·勒维（Otto Loewi）在 1921 年做的蛙心灌流实验。勒维发现了一种神经递质，并将其命名为迷走素（Vagusstoff）。他的发现于 1936 年获得诺贝尔生理学或医学奖。我们现在称勒维的"迷走素"为"乙酰胆碱"。乙酰胆碱是迷走神经的信使，它是我们身体中最重要的神经递质之一。所以，迷走神经是我们建立幸福感和与他人联系的必要神经。

当迷走神经不能正常工作时，人们就会出现便秘、尿潴留、发炎、肠胃病、免疫力下降等症状，还会导致抑郁症和消极情绪的出现。

当迷走神经正常工作时，你的身体可以在经受压力后迅速放松。你可以通过测量心率变异性①的方式来检查你的迷走神经。

---

① 心率变异性（heart rate variability，简称 HRV）是一种测量连续心跳速率变化程度的方法。目前临床使用的自律神经检测仪，就是运用心率变异来分析自律神经平衡的状态。

为了帮助迷走神经，我们可以优化自己的呼吸，确保呼气的时间比吸气的时间长，因为我们的心率在吸气的时候变快，在呼气的时候减慢。所以，呼吸冥想十分重要，是保持迷走神经健康的关键。

有一些手机应用程序和设备可以测量心率变异性，但最好还是向专业的治疗师寻求帮助。

# 2
## 形成社交网络的第一步
——

多重迷走神经理论的创始人是史蒂芬·波格斯（Stephen W. Porges）博士，他在印第安纳大学工作，并在那里建立了创伤应激研究联合会。1994 年，他提出了多重迷走神经理论，将哺乳动物的自主神经系统的发展与它们的社会行为联系起来。

波格斯发现，迷走神经的功能可能是年轻人良好恢复能力的标志，但同时也是一个危险因素。因此，他将其区分为背侧迷走神经和腹侧迷走神经。这两个部位的迷走神经的准确解剖位置我们就不多说了，我们重点来看一下它们在危险或安全的情况下具体的反应顺序。背侧迷走神经在进化过程中首先出现，这部分迷走神经很原始，没有髓磷脂。它连接着所有在面对危险时会使身体僵住不动的器官。哺乳动物在面临极度危险的情况下会装死或者无法移动，他们被钉在原地，纹丝不动。这种反应的目的是节省能量，也可能属于应激反应中的冻结反应①。

在那之后，交感神经系统出现了。它负责应激反应中的战斗或逃跑反应，这时人们就不会僵住不动了，而是开始行动，甚至

——————
① 脊椎生物在某种条件下一旦感到威胁时立刻保持静止状态，因为移动的行为会引起注意，这种运动停滞被称为冻结反应。

过度反应。

最后，腹侧迷走神经在哺乳动物和人类的进化中出现了。这部分迷走神经在安全的情况下工作，并给予我们在社会生活中非常重要的技能，这样，哺乳动物和人类得以在群体中感受到彼此之间的联系和关系。人类网络就是这样形成的。为了良好地管理这一切，我们还需要神经觉和共调控。

波格斯所说的神经觉是指我们的自主神经系统对外部或内部的威胁、危险或安全信号的反应方式。这不是一种知觉，因为人们本身不会意识到它。迷走神经会不断地扫描我们的内在状态和外在环境，寻找危险或安全的触发因子。

波格斯认为共调控是哺乳动物维持生命的必要条件，这最多地体现在人类身上。我们想与他人建立联系，希望能信任彼此，这当然在安全的环境下才有可能，而且需要人们进行正常的活动。然而，如果人们在安全的环境中不敢建立联系，是非常不健康的。背侧迷走神经受到创伤也会对此产生影响，导致不信任感的产生。

背侧迷走神经有出色的记忆力，它将过去的危险情景都存储在硬盘里，并主动做出反应。有时，你的背侧迷走神经在你有意识地感知到危险之前就已经做出了行动。闻到烟味了？你马上警惕起来，即使没有看见一丝火星！这显然非常实用，但是，记忆力惊人的背侧迷走神经也会给你带来一些麻烦。有些人因为它产生了一辈子都摆脱不了的创伤。假设你小时候被狗咬过，那么你的背侧迷走神经很有可能在你每次看到狗的时候都做出反应，无论它离你有多远，有多么乖。

非常严重的创伤，例如重大的事故、极端的欺凌、暴力或性虐待等，会由于背侧迷走神经的超强记忆力而持续影响你的余生。在这种情况下，我建议寻求专业的治疗。

但对我们来说最重要的，是腹侧迷走神经能够帮助我们与他人建立联系，并形成社交网络的能力，这能构成人与人之间的网络。我在前面写过，你的自主神经系统控制的器官，你本人是无法控制的。这其实并不完全正确，这里有一个例外：你的呼吸。诚然，呼吸也是自主控制的，幸运的你不必每天想着吸气呼气。但是你仍然可以有意识地选择暂时用不同的方式呼吸。

过于快而浅的呼吸通常会导致脉搏加快，我们称其为过度呼吸。所以，我们在第三章中描述的所有呼吸训练都非常重要。

# 3

## 职业倦怠了怎么办?

———

有一天,德克(Dirk)早上起来,发现自己全身肌肉疼痛,呼吸困难,浑身上下哪里都不对劲。他给家庭医生 ① 打电话,医生给他的嘱咐是:"好好休息。"下午,德克出门买面包,他毕竟还是得吃点东西,但他晕倒在了面包店。德克之后被送往医院,其病症被诊断为过度疲劳、过度呼吸和职业倦怠。

在我们的第一次谈话中,德克叹了口气说:"我恐怕永远也恢复不过来了。我什么也干不好,什么事都不能好好完成。"他本人很有志向,十五年来,他一直兢兢业业,每天从早上八点直到深夜,都做着同样的工作。陪陪家人吧?太忙了。吃得健康一些吧?没时间。打打球、读些书或看个电影吧?没空儿。"作为一个主管,你必须什么都懂,什么都能干。别人只会批评你,不给你尊重。我时时刻刻都要去证明自己。如果我有一点做得不好,就会被叫到董事长办公室。"他的周末通常在周五下午很晚才开始,而周六又要不断回复邮件,把逾期的行政工作都赶回来。到了周日傍晚,他再次感到压力巨大,因为周一要干的工作已经堆

———

① 家庭医生(Huisarts)又名全科医生,这类医生不在医院工作,负责解决一般健康问题。

积如山。

多年来，德克一直靠着自己的在线网络而持续工作着，几乎没有抽出时间来离线。确实，他这么多年都撑下来了，但是最后仍然付出了代价。如果你一直忽视身体发出的信号，我们大脑网络中井然有序的运作过程就会被打乱。在德克的案例中，离线网络显然受到了太少的重视。结果，大脑变得不再平静，缺乏创造力，导致他对现实的工作应接不暇。

德克首先需要彻底离线一段时间，让身体和大脑好好休息，恢复体力。只有这样，他才能让自己的生活重回正轨。这个过程需要时间和精力。

如今，职业倦怠已经成了媒体的热点话题。你随便翻开一份报纸，都能找到"如何预防职业倦怠"这类的文章。关于职业倦怠的真实性和谁是职业倦怠的"罪魁祸首"的这类问题，在新闻报道和观点文章里层出不穷：职业倦怠是雇主的错还是员工的错？你还会听到人们谈论"可行工作"和"敏捷工作"。这些都是什么？在脱口秀节目上，你会听到所谓的职业倦怠大师解释职业倦怠和抑郁症之间的区别，关于职业倦怠到底是不是工作相关疾病的讨论也不绝于耳。关于职业倦怠的新定义和新问题源源不断地出现，人们有的毫无疑义，有的半信半疑。

每当有人提出一个关于职业倦怠的新定义，或者发现测量职业倦怠的新工具时，我都会深深叹一口气。这样问题就解决了吗？我们就不必再讨论它了？当然不可能。

职业倦怠很可能是由毒性压力引起的。这导致你的大脑在线加班，无法切换到离线模式。

想要预防职业倦怠，首先要从工作的选择和组织开始。你在希望有时间陪伴家人、维持社交网络、安排文化或体育活动的情况下，到底能应付多少压力呢？你该怎样分配自己的能量呢？你又该怎样抽出足够的离线时间，让你的大脑有机会恢复呢？

最后再强调一点：职业倦怠不是能用药片或者什么大仙就能治好的。你必须要彻底地改变自己的生活方式。

在我看来，预防职业倦怠的一个好的开端，就是多用你离线的大脑。如果我们不断地忙于工作，应对众多的压力，我们离线的大脑就没有足够的机会来伸展拳脚。然而，我们要想生活得健健康康，没有压力，这个离线网络是必不可少的。我相信，如果我们重新开始沉思，让离线网络有机会发挥作用，职业倦怠的症状就会越来越少。这听起来很矛盾，但如果员工能在生活和工作中都多一些休息和放松，他们的工作效率也会提高。

第五章

# 在集体中掌控自我

———

"只有有人能和你一起笑、一起发牢骚的时候，你才能
说：我有了一个朋友。"

——特尔·赫尔曼斯（Toon Hermans）

———

我们的故事正在接近尾声。到目前为止，我们主要关注了个
人层面。现在，你已经知道为什么你离线的大脑对创造力很重要，
以及迷走神经是如何帮助你放松的。这一切当然非常重要，但现
在到了超越个人、着眼大局的时候了。

我们生活在团体中。人类属于群体动物，我们希望和其他人
建立联系。用一句流行语来形容：我们在寻找彼此。团结力量大，
我们只有与他人合作，群策群力，才能生存下去。人们总是在谈
论韧性对个人的重要性。在我看来，这并不是一种独特的个人特
征。韧性诞生于一个群体中，它属于一个团队。

我之前说过：离线的大脑和迷走神经对于我们的人际关系都
是非常重要的。如果我们不能离线，就无法产生同理心，而迷走
神经保证了我们能够与他人建立联系并形成社交关系。在本章节，
我会把不同的拼图碎片拼在一起，看看我们作为一个群体——作
为人际网络——如何能够更好地工作。

# 1
## 作为群居动物的人类
——

人类无法独自生活，我们的迷走神经时刻都在寻求联系。因此，人们通常生活在一个群体中，需要在群体内找到一席之地。这样的行为与动物的群居行为有很强的相似性。只需要一个群体中 5% 的人，就能对这个群体产生较大的影响。这样做既有优点，也有比较大的缺点。

很久以前的一个电梯实验展示了人们在狭小空间内表现出的从众行为。一个男人站在电梯里，他面对着门。几个人随后也进入电梯，但是都面向墙壁站立。男人起初惊讶地四处张望，但几分钟后也转身面对墙壁。这就是群体压力。在另一个实验中，电梯里有一些人戴着帽子，他们其中的一个人——在群众中当卧底的研究员——突然摘下了帽子。其他的人对此有些惊讶，但也渐渐都摘下了帽子。你可以在网上搜索到这些视频来看，非常有趣。

当有许多人在做同样的事情时，我们通常会认为他们这样做是有充分的理由的，从而去跟随他们。我们有能力去关注并跟从各种社交信号，这使我们的生活在很多方面变得更加轻松，审视有利于我们的生存。例如，当灾难突然发生时，人类的从众行为可以派上用场。在这种情况下，人们必须快速有效地采取行动，而语言沟通往往非常困难。在这种时刻，只要把应急人员安排在合适的位置，并做出明确的指示，就可以防止恐慌。

你有没有注意过，在酒店的毛巾旁边往往放着一些卡片，上面写着"75%的人会重复使用毛巾"？这是对人类从众行为的一种非常巧妙的应用，既可以拯救环境，又可以给酒店省钱。或者你有时会收到短信，让你给慈善机构捐款，并告诉你70%的人收到短信后都捐款了。

善良的行为可以鼓励其他人也变得善良。从众行为可以促使人们少抽烟，少喝酒，多吃水果蔬菜，或者节约用电。需要在很多选择里做出决定的人，通常会选择默认的选项，这一点可以被用来鼓励人们吃蔬菜，你只要在餐厅的菜单上放置很多蔬菜就行了。

───────────旁观者效应───────────

然而，从众行为也会带来很大的危害。在一个寒冷的春夜，准确来说是1964年3月13日凌晨，二十八岁的姬蒂·吉诺维斯（Kitty Genovese）被谋杀。事实上，那个晚上一共发生了39宗罪行：1宗故意杀人罪和38宗不作为罪。有38个路人看到了姬蒂有生命危险，他们目睹她被凶手在街上追赶，攻击者手持刀子扑向姬蒂，在她的背后捅了数刀。

然而，没有人给予姬蒂任何帮助。附近经常有人打架，这有必要报警吗？当这场架变得一发不可收拾时，目击者们都不敢插手了。现在应该已经有人报了警吧？这个时候才报警，那该招来多少麻烦呀？

对于姬蒂·吉诺维斯来说，一切都来得太晚了。她的名字被用于社会心理学中一个重要的理论："旁观者效应理论"，又名"姬蒂·吉诺维斯效应"。这个理论认为，身在群体中的人，不太愿意为他人提供帮助，因为他们觉得别人会去帮忙。心理学家认为，如果那些当地居民当时单身一人目击了谋杀案，他们每个人肯定都会提供帮助。

旁观者效应理论试图解释人们在群体中的行为。我们在群体中的行为通常与独处时的完全不同。在一个群体中，大多数人都在跟随其他人的指挥。在 17 世纪，一股郁金香热潮席卷荷兰，人们对郁金香球茎的疯狂堪比今天的比特币热潮。1634 年左右，郁金香热潮爆发于乌特勒支。突然间，人们纷纷把购买郁金香球茎作为一种投资。1637 年 1 月，郁金香球茎的价值达到普通人年薪的几十倍，一朵郁金香球茎比豪宅还要值钱。但在 1637 年 2 月初，这场热潮戛然而止。郁金香狂热结束了，大众开始改变自己的行为，对于任何没有及时意识到这个改变的人来说，后果是灾难性的。这股热潮让很多投资者沦为了乞丐。

精明的营销商们乐于利用我们的从众心理。有时你花钱买了东西之后，会反过来想当初为什么要买它。许多产品被这样炒作：周围的人几乎都买了 X 或 Y，你也应该加入他们。你可能曾经是这种营销手段的受害者：那个别人都已经去过的新餐厅，那项突然看起来非常有吸引力的新运动，你开的车，你今年选择的度假地点，你穿的衣服，等等。这很大程度上都是由我们跟随群体的行为而决定的。

我们要明白，如果没有一个诚实、果断和善于沟通的领导者，从众行为就会很快恶化。因为，我们的从众行为也可能导致事故和错误的发生，在最坏的情况下，甚至诱导真正的暴行。为什么有好人会做坏事？为什么有人做好事的背后却有错误的理由？没错，这都是出于环境、情境和领导者的压力。当然，从众行为不能被当作借口，但它确实可以解释很多人在某些情况下的行为。

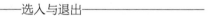
————————————选入与退出————————————

我们应该扪心自问，自己还能否自由地做出决定？你真的认为，自己早上醒来，喝了一杯醒脑的咖啡后，就能开始做出各种合乎逻辑的决定吗？我们下床，拉开衣柜，会感觉自己在选择今天该穿的衣服。我们可能会感觉，自己能选择要不要有足够的时间来吃一顿健康、轻松的早餐。然而这些选择大多是由情境决定的。

著名心理学家丹·艾瑞里（Dan Ariely）的研究很好地说明，我们"自由"的选择往往是无意识地被环境驱动的。他研究了为什么不同国家之间决定在死后捐献器官的人数有如此大的差异。

结果呢？在 40% 以上的人口都同意死后捐献器官的国家中，其政府通常会使用所谓的"退出表格"。在这些国家，所有人都被默认同意死后捐献器官，除非他们主动提出异议。在捐献器官意愿不大的国家里，政府一般会采用"选入表格"。在这些国家，人们必须自发宣誓同意死后捐赠器官。

比如在之前的荷兰，尽管政府开展了大规模的宣传活动，恳求民众主动登记成为器官捐献者，但是最初只有极少数的人同意捐献器官。求人做好事，通常不是个正确的策略。如果你采取选入的方式，那么人们就必须明确地同意死后要捐赠自己的器官，而大多数人是不愿意这样做的，他们长篇大论地讲述自己不同意的理由，这些你肯定都听过了：我不认为医生们总是能正确地判断病人的死亡，万一他们过早地挖走了我的器官呢！如果我是器官捐献者，医生们也许不会好好地给我治病。或者，这些人真心想成为捐献者，但一直抽不出时间注册。

情境决定结果：选入策略的结果是支持捐献的注册人数很少，退出策略的结果是反对捐献的注册人数很少。那么，如果你想要更多的器官捐献者，肯定要选择退出策略。这个技巧也叫作"助推"：通过环境的微小变化，把人们的行为向某个方向引导。

———————助推———————

行为经济学家理查德·泰勒（Richard Thaler）和卡斯·桑斯

坦（Cass Sunstein）共同创作了一本非常有影响力的书《助推》，他们在书中描述了情境的微小变化如何能非常巧妙地引导人们的行为，你就这样被推向"正确"的选择，同时没有排除任何其他的选择。这其中一个很好的例子，就是把健康的食物放在眼睛的高度，不健康的食物仍然存在，但它们并不那么明显了。你最先看到的是健康的选项，所以你会更倾向于选择它。

泰勒的理论一举成名。2017 年，他凭借在助推方面的研究而获得了诺贝尔经济学奖。助推理论的成功可能在于，它可以被应用到许多不同的领域，而且通常需要很少的投资成本。例如，比利时税务部门在给未缴税者的信中，会说明有多少人按时缴税，以及所收的税都会用来资助什么。

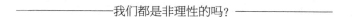

──────────我们都是非理性的吗？──────────

情境的重要性怎么强调都不为过。我们做出的选择很大程度上都是由环境决定的，而不是由我们的理性思维。我们可以举出无数个这样的例子。

你开车还用柴油吗？还是会选择其他燃料？你吃得多还是少？爱吃鱼还是蔬菜？愿意选生态的还是有机的？这里面，环境总是起着作用，连达尔文都知道这一点："进化的法则是强者生存！没错，在所有的社会动物中，最社会化的物种就是最强的。"

我曾经在新加坡做过一个演讲。那里，没有一个人往地上扔垃圾，没有人有这种想法。肮脏的环境往往是在第一个人随地扔垃圾之后产生的，这就是文化对我们行为的影响。试想一下，如果在一个领导机关腐败的环境中工作或生活，你觉得人们还能按时纳税或遵守交通规则吗？政治家和领导人的责任重大，因为腐败会催生更多腐败。有什么样的领导，就有什么样的员工。

如何衡量人的价值呢？树立榜样可以很大地影响我们，但遗憾的是，人们有时目光短浅，不去考虑长期的好处。我们吃得太多，运动太少，睡眠太短，消耗太多水分和能量，明知自己做得不对，但意志总是不够坚定。

除此之外，我们还对那些对人们指手画脚，把"好习惯"强加于人的万事通非常反感。所以，我们不会通过强行规定来改变人的行为，而是对环境做出改变，让人们几乎不知不觉地被引导到正确的方向。正如理查德·泰勒的研究所说：一个人在群体中的行为通常与其独处时的完全不同。

想要减肥的人尤其不要相信什么减肥大师的理论。你不能只靠自己的自由意志去遵循某种饮食和运动计划，这样你迟早会退出的。要想取得持久的效果，你还需要调整周围的环境，让其鼓励你做出健康的选择。简言之：如果你天天住酒店，一觉醒来就可以吃丰盛的自助餐，到处都是蛋糕、肥肉和羊角面包，你是减不了肥的，即使你有自由意志。

这既是一个好消息，也是一个坏消息。坏消息是，他人总是控制着我们的环境，而在很多情况下，我们会任其控制。如果你的朋友抽烟，你自己也有可能抽烟。如果你的伴侣每天早上都吃新鲜的黄油饼干，你想吃一顿健康的早餐也变难了。好消息是，我们确实是可以改变的，不是因为自己有能力来拒绝美味的羊角面包——这种毅力我们是真没有，至少从长远来看没有——而是因为我们有创造力来设计自己的环境，使其帮助我们达到想要的结果。人们既可以改变环境，也可以在一定程度上选择自己所处的群体，所以人们能够部分地决定情境。一旦我们无法控制某些方面，也至少可以意识到它们是如何操控我们的大脑的。

我们以百货商店为例。在那里，他们把想让你买的美食都放在你眼睛的高度。一切都是他们精心打造出来的，这并不是因为他们在乎你的幸福和健康，而是出于对利益的重视。如果你明白这一点，就可能发现自己能更容易看穿这些诡计。你有没有仔细研究过餐厅的菜单？比起简单而便宜的薯条和牛排，你更有可能花很多钱来点一块精心腌制的利木赞牛里脊肉，摆在软熟的蔬菜上，再配上细碎的杏仁。情境的影响确实是很大的。

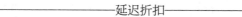

————————————延迟折扣————————————

每天晚上，你都会听到一个小声音，它是你内心的批评者，在轻声低语："马上到 12 点了，你真的应该睡觉了。"同时，你听到另外一个小声音："别啊，你应该让自己放松一下，过半个小时再睡。"最后，第二个小声音通常会占上风，而后果却是：早上醒来，你疲惫不堪，迷迷糊糊地开始新的一天。这一天会过得很艰难，因为你的大脑半睡半醒，好像被麻醉了一半，这导致你需要更加努力地集中精力。晚上，你觉得自己应该好好放松一下，喝点小酒，吃几块巧克力，看几个小时的电视。于是，整个循环开始重演。你知道这样做并不健康——只要有一个小时的睡眠不足，你患上心血管疾病、过度肥胖和糖尿病的风险就会变大。更何况，在过度疲劳的时候很容易发生意外。尽管如此，你仍然不能打破这个恶性循环。

这是为什么呢？因为，好习惯确实会带来很多好处，但这些好处需要经过很长时间才会出现，这在我们眼中比不上陋习在短期产生的好处。在短期时间内，拖延是一种乐趣，因为你马上就能得到奖励。你可以吃点零食，再看一集最喜欢的电视剧，再读一会那本引人入胜的书。好习惯的好处只有在中期（早上起来精神抖擞）或长期（活得更久）才能被感受到。就目前而言，看电视是很有趣。但你那不理智的大脑不会想到，自己之后会以身患各种疾病的方式付出代价。

如果你现在吸烟，三十年后你患肺癌的风险可能会增加50%。我们都知道吸烟有害，每一包烟都会带来可怕的后果。但三十年是一段很漫长的时间，我们今天还是可以再抽一支吧，从明天开始戒烟。

学者们把这种行为称为延迟折扣。在这种现象里，我们得到某种奖励需要的时间越长，这个奖励的主观价值就越低。举个例子：如果你现在帮别人一个忙，十年后将得到一大笔奖励，比如说 100 欧元，很多人不会很积极。但是，如果帮了忙后可以立即获得 100 欧元的奖励，你就很可能毫不犹豫地接受。这也是为什么很多人觉得攒钱很难：回报来得太晚了。为什么大脑主要从短期的角度来思考呢？答案很简单：对于我们的祖先来说，短期是最重要的。他们不必担心糖尿病或肥胖症，因为他们的寿命本来就不长。在他们生活的环境中，最警觉的人活得最久，他们成为危险掠食者的口中餐的机会更小，能更快地发现生存必要的食物。

---

### 有因的反叛[①]

偶尔在自己的群体中做一次"害群之马"也无妨。这自然不总是容易的。即便我们常常说人应该忠实于自己，作为人类，我们毕竟最先是群居动物。在群体中，我们很快会失去一些自己的独特之处，或者它们会变得不再那么明显。

敢于坚持自己意见的人，如果能成功地让几个志同道合的人站在自己这一边，就能成长为一个领导者。刚开始的时候你可能孤身一人，然后几个息息相通的人会逐渐加入，有了五个伙伴后，你的小团体通常会很快地壮大起来。过不了多久，整

---

① 英文原文为 REBELS WITH A CAUSE，部分引用了美国剧情片《无因的反叛》（*Rebels without a cause*），这部影片是一部反映青少年问题的经典影片，它真切地描写出美国青年"垮掉的一代"的思想混乱状态，由此成为反映二战后美国年轻人的杰作。

个集体就都开始跟随你了。

　　但有时候，你抱着和他人不同的观点，会一直孤立无援。你便成了永远的反叛者。这是许多提出新理论的科学家，或者挑战前人知识的艺术家的命运。这些人一生中经常被人嘲笑——更糟糕的是，他们有时甚至遭受迫害。文森特·凡·高（Vincent van Gogh，1853—1890）的天才在他的时代被世人误解，直到去世，他一幅画都没能卖出去，而如今他的画都价值上百万欧元。哥白尼（Nicolaas Copernicus，1473—1543）和伽利略（Galileo Galilei，1564—1642）等人的天文学研究也不曾被看好，天主教会极其不赞成他们的发现。

　　违背主流意见需要勇气。即使你是正确的，想要改变他人的想法还是相当困难的。

# 2
# 友谊：保持健康的良方

——

你可能会问：如果生活在群体中有这么多的负面影响，我们到底为什么还要不断地寻求别人的陪伴呢？为什么人们这么重视群体呢？

毕竟，归属于一个群体是人类的深切需求。这种对融入群体的需要可以被追溯到史前时代。我们远古的祖先很早就意识到，团结起来的好处甚多，比如供应食物和提供安全。

当成为群体中的一员时，我们的内在会发生一些变化。我们不再是一个渺小、恐惧、脆弱的生物，而是一个勇猛且强大的集体的一部分。这样一来，我们就能重新面对这个充满威胁和危险的世界。

我们需要朋友，不是出于利他主义，而是为了生存。在史前时代，甚至在中世纪后期，如果你被逐出群体，那么很快就会受到暴力或者死亡的威胁。在群体里，你还可以安全地繁殖后代，如果你的社会地位不是太低的话。即使在今天，我们如果想要健康长寿、生活幸福，就需要他人的存在。

心理学中最著名的研究之一便是"哈佛成人发展研究"（The Harvard Study of Adult Development）。这项研究的第四任负责人是罗伯特·瓦尔丁格（Robert Waldinger），我曾听他讲述了这样一个故事。他在一次 TED 演讲中说到，研究刚开始时有两组人：一边是哈佛学院的学生（于 1939 年至 1945 年之间出生），另一边是生活在波士顿贫困地区的同龄学生。研究人员让两组人都填写了调查问卷，并对他们进行了访谈和体检。之后，两组青少年都长大了。他们每个人都以自己的方式建立起自己的生活：有的成为工人，有的成为医生、律师或公司员工，有一位甚至成了美国总统（他是约翰·肯尼迪，是那组哈佛学生的一员）。有的人在攀爬社会阶梯，有的人则没有。有的人患上了慢性病，有的人则保持健康。

众多数据显示，幸福健康的人——无论是贫是富，无论学历高低——都有一个重要的特点：他们拥有良好的社会关系。不仅是数量多，这些社会关系的质量也起着决定性的作用。毕竟，即便在一个庞大的群体中，你也有可能感到孤独。因此，拥有一个庞大的家庭或一个广泛的朋友圈本身是不够的，拥有良好的人际关系也很重要。冲突终究会影响我们的健康，温馨的、充满爱意的关系可以保护我们。

社会关系让我们保持健康。能决定你的健康和幸福的不只是你的胆固醇水平，还有人际关系的质量。与亲朋好友交往多的人，不仅寿命长，而且对自己的生活也比较满意。相反，与世隔绝的人，平均下来普遍都不是很幸福。因为，好的情感关系和朋友关系不仅能保护你的身体健康，还能给你一个充满活力的健康大脑，这比其他任何运动都有用。有家人和朋友依靠的人，往往可以一直保持大脑的健康，直到老年。与他人关系比较冷漠疏远，没有真正的朋友的人，就很遗憾地失去了这个优势。难怪我在关于职业倦怠的研究里总能发现，其中一个重要的危险因素便是与同事、与直属上司的关系不佳。

哈佛研究的结果令人印象深刻，但人们仍然很难接受它。我们更希望有一个快速的解决方案，众多的食品行业靠着我们对健康食品和超级食品的痴迷正发着大财，然而实际上，和朋友、家人围坐在饭桌旁一同进餐，是最好不过的。要着重维持与身边的人的良好关系，和他们一起做一些新的事情，去旅行，关掉电视，谈天说地。给那个你一直想联系的朋友打个电话，和邻居们聊聊天。敞开心扉，学会倾听，可能性是无穷无尽的。也许这些建议听起来不是很诱人，但你最好还是将其牢记于心。你的迷走神经和离线大脑会感谢你的。

诚然，保持良好的友谊不总是很容易的。一部分是因为友谊不仅仅是一种利他主义。你维持友谊不仅是因为你喜欢对方，在某种程度上，你希望对方也能给予你一些东西。

在朋友关系中，我们通常会不自觉地衡量成本和利益。我帮你办了一些事情，你下一次应该同等地回报我。朋友之间就是这样互相操纵的，有时候甚至是有意识地操纵。想一想那些在街头表演的音乐家，为了操纵你的行为，一个聪明的音乐家会事先在他的吉他盒里放一些钱。这样，观众往里面放钱的倾向就更大。

如果音乐家在里面放一些硬币，观众很可能也会投硬币。如果他放一些5欧元的纸币，观众可能也会变得更慷慨。

你付出更多，也会得到更多，这个道理也适用于朋友关系。如果这能让朋友双方都感觉良好，那就万事大吉了。但不幸的是，它也可能会毁掉这段关系。曾经是挚友的两个人，有时候会反目成仇。你在像《宾虚》①这类的电影里就能看到整个过程。意大利作家埃莱娜·费兰特（Elena Ferrante）在她的书中也用大量的笔墨描绘了这一过程。费兰特以精湛的手法描述了两个年轻女孩之间友谊的演变。她们的关系有时非常好，但嫉妒常常会在其中作祟，一些卑鄙的动机也渐渐浮出水面。你可以清楚地看到，你最好的朋友是怎样成为你最大的敌人的。

你和朋友在双方的生活中陷得越深，你们对某些不符合自己生活方式的事情就会变得越不满。非常亲密的朋友关系在某些群体中有时是很危险的，因为你们不一定能保持必要的距离，来使得每个人都能做真实的自己。在一个群体中，你必须时刻对这种情况保持警惕。

我们必须留出余地，让人可以互相抱怨，发表反对意见。矛盾在一个群体或家庭中经常发生，它应该能够以一种"文明的方式"进行，只要不砸坏家具，不使用暴力；只要双方还能在相隔

---

① 英文原名 *Ben Hur*，《宾虚》改编自卢·华莱士的同名长篇小说，是一部民族苦难历史片。

一扇门的时候，说声对不起，冰释前嫌，重归于好。

　　你和别人争论的方式在很大程度上是天生的。总在求新求变的人，习惯比较强烈地表达自己的观点，这就会和那些说话不是那么直接的人发生冲突。当然，教育也会产生一定的影响。你的父母是怎么相处的？你和兄弟姐妹是怎么相处的？你又是如何与父母相处的？他们允许你时不时地发起争论吗？这一切，都在一定程度上决定了你以后如何与他人打交道。

　　所以你很早就学会了，当自己不同意某件事情的时候，该如何与他人打交道。要想改变自己争论的方式并不容易，但你可以学着调整一下自己的风格，这样就不至于使局面变得不可收拾。我把这叫作：自信的争论。你既要坚守自己的地盘，同时还要尊重他人。

　　所以，你可以学会用好的方法和他人争论，而不造成伤害。以下是一些基本规则：

　　1. 明确说明情况，不要玩弄对方。不要说："你总是迟到，你永远都是老样子！"而是说："你这次开会迟到了，我觉得这样很不好。"

　　2. 澄清自己的情绪。在前面的例子中，我故意没有写："你迟到了，这很不好。"因为真实情况不一定和你认为的一样。有些人对迟到的行为确实不屑一顾，但这并不意味着你也得睁一只眼闭一只眼。你应该表明："我本人很烦这一点。"

3. 不要去找替罪羊，而是要找解决办法。在争论中，谁都不是罪人。

4. 把末日四骑士①牢记于心。

最重要的是：在一个群体中，人与人之间一定要有信任。信任来之不易，而又容易失去，破坏别人对你的信任比赢得信任要容易得多。有些话说出来，是一辈子都不会忘记的。如果你知道自己脾气暴躁，动不动就会说出伤人的话，不妨试着在张嘴之前先数到 10。如果局势完全不能控制，两人之间的矛盾确实无法解决，或者你觉得在争论中找不到自己的位置，便可以寻求帮助，比如找专业的调解员。

---

① 末日四骑士出自《圣经·新约》末篇《启示录》第6章，传统上和现代文学作品中将其解释为白马骑士瘟疫、红马骑士战争、黑马骑士饥荒和灰马骑士死亡，对于白马骑士的解释略有争议。在现代语言中，末日四骑士可以指具有灾难性的四个事物。

## 避开末日四骑士

为了给自己离线的大脑一个机会，你需要学会在与他人交流时避开真正的死亡骑士。约翰·戈特曼（John Gottman）教授描述了一些维持良好的人际关系的顶梁柱，并解释了人们应该避免什么，他称之为沟通的末日骑士。你一定要像避开瘟疫一样来避开它们，因为它们也会影响你的离线能力。如果你在沟通中大量使用这些末日骑士，你会发现它们总是不请自来，扰乱你的思路，即使在你不工作的时候也是如此。这对你的人际关系很不利，让离线变得非常困难。你会变得没有创造力，当然也就没有了同理心。

就是这四位末日骑士，会阻碍你大脑的离线：

1. 第一位末日骑士是批评。批评之后不久，你就可能会对他人进行人身攻击。比如，你可能会说："你这人肯定有问题，从来都不倒垃圾。"或者更糟糕的是："你叨叨自己的事情已经有 10 分钟了，也不问问我的情况，你有什么问题？"一个受过训练、懂得怎么对待困难对话的人可能会说："我发现垃圾袋没扔出去，这让我很心烦。你介意跟我一起安排一下今后垃圾的处理吗？"或者说："我想跟你说一些事情，可以打断你一下吗？"

2. 第二个末日骑士是防御。批评会触发自我保护，人们受到人身攻击，其反应当然是自卫，以"是啊，但是"为开头的这些话就出来了。"是啊，但我只是今天忘记倒垃圾了。""是啊，但你自己不是也没倒垃圾吗？"这样，说话的人就不会尝试去理解对方的烦恼，也就无法达成协议。防御实际上是一种拒绝。

3. 第三个末日骑士是蔑视。"你在家也成事不足，败事有余。"这样说话是很危险的，因为你会给对方造成真正的伤害。讽刺、嘲笑、愤世嫉俗的言论和翻白眼这类动作，不属于建设性的沟通。

4. 第四位末日骑士是沉默。置若罔闻，自我封闭，话说一半就离开房间。我曾经在电视上看到这样一个场面：一位政客受到一名记者不住地盘问，他猛然站起来，说道："我不想再和你这样的人说话了。"然后就起身离开了。对批评不做出回应的危害，比做出回应更大。因为你这样不仅仅是在回避争论，还在回避争论的对手。

为什么这些末日骑士如此有破坏力？因为任何人都有一个基本的需求：建立联系。不仅仅是在伴侣关系、朋友关系或家庭关系中，在很多正式的对话中也是如此。如果你想进行建设性的沟通，和谈话对象建立起联系是非常重要的。

最近，我去一家公司参加谈判。我注意到一个小细节，谈判的时候，对方的顶头上司一点也提不起兴趣，摆出一副百无聊赖的样子，明显是在别人施加压力后才同意参加谈判的。结果你也能猜到，对方在谈判之后就杳无音信了。那个顶头上司放出了他的末日骑士——沉默不语，其他人没有发现这一点。这样的对话没有得到什么结果，也不为怪了。更糟糕的是，那个顶头上司让你无法离线动脑筋来想出一个有创意的解决方案。

———————————练习———————————

描述一下那些导致沟通失败的交流方式、那些化友为敌的争执、那些永生难忘的冲突，它们怎样让你的大脑无法离线。

交流的时候，具体什么样的行为算是过分的、会招来末日骑士的行为？

你能采取什么行动来维持自己在一个紧密团体中的地位？

# 3
## 优秀的领导者需要离线

————

美国的一所研究咨询公司——盖洛普公司（Gallup Incorporated）在一份报告中指出："在跳槽的员工里，至少有 75% 不是因为工作而跳槽，而是因为他们的领导。"很多人会觉得这句话不太靠谱。但回想一下自己跳槽的原因：你真的是想改变工作常规或职责吗？还是想离开你的同事和上司？

拥有一个好的领导者非常重要，这是不言而喻的。当我们研究导致职业倦怠的原因时，以下答案总是排在第一位：同事没能做好自己的工作，或者领导没有同理心，不能用友善的方式做出回应。这些行为人们可以容忍很多年，但最终他们会崩溃，换工作往往变成了唯一的答案。

每年做一次满意度调查，在餐厅里放一张台球桌，或者在工作时组织做瑜伽，这些都是不够的。人们希望自己的领导能够给他们提供方向、灵感和积极的反馈。这需要很高的情商。当然，领导者也必须要确保目标的实现。既要关注任务导向，也要重视关系导向，这是一个很难保持的平衡。

以任务为导向的领导者会给员工布置明确的工作，并监督他们好好执行。但归根结底，领导者仍然是任务的最终责任人。这并不是说一个好的领导者要 24 小时监控员工，处处插手。恰恰相反，一个优秀的领导者必须能够给予员工足够的信任，让他们自主完成任务，否则他们很快就会产生职业倦怠感。

如果过于关注任务，潜藏在其中的最大危险就是单向沟通：我说什么就是什么，而且会定期检查任务是不是合乎我的意愿。这就显得非常专制了。这样通常会导致员工缺乏个人关注，是非常令人沮丧的。

想想这些问题：当你需要向某人解释一项重要的新任务时，举例说明一下，你要怎样来沟通？当员工回答自己无法接受任务，或者无法在截止日期前完成任务时，自己该如何反应？在真正需要员工配合的时候，自己又做出了怎样的行动？

真正的领导能力肯定不只是任务导向的，还需要以关系为中心进行领导。你是否关注到了员工之间的个体差异？在布置工作的时候是否考虑到了这一点？你能根据员工的个性差异调整任务吗？你是否关心员工的个人问题？你不需要真的给员工进行心理治疗，但要了解他们的情况。

当你以任务为中心时，也要让员工们感受到你的同理心和利他主义，反之亦然。但在你的大脑中，有两个不同的网络为这个目标工作着：任务导向位于在线网络，同理心和利他主义位于离线网络。正如我们在第二章中所讨论的那样：这两个网络永远不可能同时处于活跃状态。

作为领导者，想要及时换挡并不容易。他经常会被工作中以任务为导向的方面所吸引：他需要进行数据计算和分析，估计预算、检查可行性、收集数据并评估其准确性等等。他的在线网络一直在工作，让离线的大脑无法插手。

我深信，优秀的领导者都是可以在离线和在线之间随时切换的高手。他们前一刻还专注于目标，下一刻就会腾出时间和空间给创造力和同理心。这几乎像是一种舞蹈：时而在线，时而离线，一二三四，二二三四……就是这么简单：你既能关注手头的任务，又能胸怀一颗同理心，与你的员工互动。一个优秀的领导者就应该这样做，既以任务为导向，又以关系为导向。

### 总结

维持社交网络和社会地位非常重要，人们希望生活在一个群体中。在遥远的过去，受到排挤，或者被逐出群体之外，就等同于被判死刑。在一个群体中，人们会感到安全，得到保障。但是，如果一个团体有一个差劲的领导者，就会出现诸多弊端。一个拥有高度责任感的好领导是无价之宝。孤独是最主要的隐形杀手之一，一定要避开它，找到你的群体。最后一点：我们可以在一个群体中进行任务分工。这样，在最好的情况下，每个人都可以做自己最擅长的事情。如此一来，人人都能从事自己的专业，就有更多的时间给离线的大脑。

如果有一个好的领导者，一个群体可以成为一个高效的网络。好的领导者，是一个既注重任务又注重关系的领导者，是一个经常与员工一起在线和离线的领导者。

# 保持大脑健康与活力的十大窍门

──────────1. 定期外出──────────

要经常去户外活动，最好是在大自然里，这样你马上能进入一个丰富而多样的环境，思绪开始游荡（请阅读第九个窍门）。要是遇上了好天气，就让健康的空气充满你的肺部吧！要想散步的话，最好是在清晨，这样能督促你早起，因为熬夜非常不好。睡懒觉实际上是没有任何用处的，如果你今天睡了懒觉，第二天很快就会发现自己睡不着了。我们的生物钟就是这么无情。

户外活动能给你带来很多好处，特别是在阳光明媚的时候。暖暖的太阳给予你的身体很多礼物，比如维生素 D 和血清素。但是，一定不要忘记抹防晒霜，系数 50 就好，因为阳光对皮肤也有很多不好的影响。

我建议你每天都到外面走走，或者在阳台上种种花，至少在太阳下待半个小时。有一种光疗眼镜（比如比利时的 Luminette 眼镜），它内置的 LED 灯可以在合适的角度和强度下模拟日光，但其效果肯定还是不如天然的日光。而且，人们仍然在研究这种模拟日光产生的影响。

经常进行户外运动的主要目的是提高睡眠质量。好的睡眠极其重要，但它不是白得的，你必须为其做出努力。我们来看看第二个窍门吧！

## 2. 照顾好自己的睡眠

失眠的原因，自己心里都知道。辛苦地工作了一天，睡前喝点儿酒，电视上播放着紧张刺激的电影，散射着大量的蓝光。著名画家达·芬奇认为睡觉是浪费时间，我也有不少朋友总是自豪地说自己每晚只需要睡四个小时。他们都错了——睡眠是至关重要的。好的睡眠技巧都有哪些呢？让我们看一看第三个窍门吧！

## 3. 避开蓝光

自然世界里最大的蓝光源是太阳。天空之所以是蓝色的，就是因为大气层中散射的蓝光。我们要知道，蓝光可以射入我们眼睛很深的地方。在可见光光谱里，蓝光处于最远端，因此，蓝色的能量非常高。

如今，越来越多的蓝光源进入了我们的生活，比如智能手机、平板电脑、显示器、笔记本电脑等电子设备，以及蓝光比较弱的电视机。我们可以假设，离眼睛最近的电子设备，占蓝光照射的份额最大。这就意味着，智能手机和平板电脑散射给我们的蓝光比电视要高。

蓝光会抑制褪黑素的分泌。在很久以前，太阳散发的蓝光有一个重要的功能：早上，它能叫我们起床；晚上，它让我们感到疲惫。但随着生活中蓝光源的增多，我们的生物钟越来越变得不知所措。所以，我们要尽量避开人工蓝光源，尤其是在睡觉之前。如果你经常长时间盯着屏幕，我建议你戴一个特殊的眼镜来保护眼睛，这种护目镜的镜片里会配备蓝光过滤器。

─────────── 4. 避开压力 ───────────

压力的来源多种多样：睡眠不佳，被工作或学业压得喘不过气来，感到孤独……人们感到压力的原因层出不穷。这本身并不是一件坏事，感到压力是很正常的。但是，如果这种承压状态持续下去，一天 24 小时不断，日复一日，就会形成慢性压力，这是一种压力的积累。工作太忙、和伴侣吵架……这些情况都会影响大脑的结构、功能以及大小，干扰大脑和肾上腺皮层之间的一系列相互作用，你就会逐渐失去控制。结果是，你开始把一些小的问题或错误看成非常严重的失误，从而会被你的杏仁核所挟持。肾上腺的激素和大脑中的一些结构持续影响着杏仁核，让你变成了杏仁核的"人质"。你的恐惧网络依然活跃着，我们称这个现象为"杏仁核劫持"。

限制压力的另一个目的是保持你的皮质醇水平。当你的身体感到压力时，就会生产皮质醇。如果皮质醇生产过多，就会导致身体的恢复力降低，患抑郁症的风险上升，并破坏神经突触。

## ——————5. 注意饮食习惯——————

关于饮食和营养方面，很多人都在胡说八道。我们到底该做什么，不该做什么？有的人坚持每天对摄入的卡路里精打细算，有的人戒掉一切肉类食品，还有的人制订了烦琐的食谱，一切都因此变得非常复杂而紧张。

饮食应该让我们感到愉快。保持品种的多样性与限制脂肪、盐和糖的摄入量是非常重要的。大量的糖分对大脑中的突触有负面影响，含有酒精的饮料也在饮食黑名单上。酒精是一种药物，有很多不良影响，比如导致你的记忆力减退。

要多吃富含纤维的食物，比如水果和蔬菜。维生素片是不能代替水果和蔬菜的！要多喝水，或者时不时地喝一些汤。

要限制食物的分量。嘴馋和饥饿可不是一个意思！我们的饮食行为和情绪有很大的关系。在压力大或者心情抑郁的时候，很多人会不停地吃各种零食。

在晚上，要尽量避开商务饭局，因为它们会对消化系统造成灾难性的影响。要计划好一天中固定的吃饭时间，这样，血液中的糖分水平就不会有太大的波动。早餐是一天中最重要的一餐，这虽然不完全正确，但是，一顿好的早餐往往是一天好心情的开始。

最重要的一点是：吃饭就是吃饭，不要三心二意！花些时间，细嚼慢咽，充分利用吃饭的时间来关心自己和家人。

**智者**

　　如果我们问智者：如何在生活的忙碌和烦恼中保持内心的平静与专注？

　　智者回答道：

　　如坐，则坐；

　　如立，则立；

　　如行，则行；

　　如食，则食；

　　如言，则言。

　　我们反问道：

　　可是这些我们都会呀！

　　您还有什么诀窍吗？

　　智者又回答道：

　　如坐，则坐；

　　如立，则立；

　　如行，则行；

　　如食，则食；

　　如言，则言。

　　我们再次反问：

　　这是我们每天都做的事啊！

智者却说道：

非也。

当坐之时，汝既立矣；

当立之时，汝既行矣；

当行之时，汝既达矣；

当食之时，汝既尽矣；

当言之时，则汝不复听之矣。

---

## 6. 保持社会交际

我们已经广泛地谈论了良好社交关系的重要性。如果你感到孤单的话，大脑是不能很好地运作的。

---

## 7. 让你的大脑忙碌起来

在谷歌搜索栏里输入"脑力训练"，你能查到超过 250 万条相关结果。但是，训练你的大脑真的有用吗？最近有一项研究，其中有超过 7000 名五十岁以上的参与者。实验中，他们在网上花几分钟时间来做脑力训练。有时候推理和解决问题的能力很重要，有时候注意力和专注力很重要。还有一个对照组，给他们做的练习虽然很有娱乐性，但与脑力训练关系不大。

"大脑好似一块肌肉，书籍就像饮食，写作就像锻炼。"

——斯图尔特·斯塔福德（Stewart Stafford）

几个月后，研究人员调查了他们在日常生活中是否有认知上的改善。结果非常令人欣慰：与对照组相比，其他参与者的个人效率提高了15%。

这个研究结果证实了科学史上一项被称为"修女研究"的结论。"修女研究"表明，与不爱活动、经常坐在椅子上的修女相比，那些到了老年还很活跃的修女大脑中的阿尔茨海默病症状更少。（你可能想知道，为什么这项研究选择修女为实验对象？因为修女们天天生活在同样的环境中，摄入同样的食物。这样就可以很快排除环境因素的影响了。）当然，个人的基因也会产生影响，但我们仍然可以得出这样的结论：那些直到老年都在认知和创造方面保持活跃的人，可以更好地保留大脑的活力。在垂暮之年，你离线的大脑依然很重要。

因此，要想拥有一个健康而有活力的大脑，一个重要且非常简单的窍门就是：保持活跃。你不一定需要为其购买昂贵的产品，但一定要保证自己有事可做。退休之后不要安于现状，要看书、参观博物馆、旅游、参加智囊团活动、上上培训班、学习一门外语、听听音乐课、多从事社交活动，从中学习。最重要的一点就是："不使用的话，就会失去。"你可以购买那些昂贵的桌游或电子游戏，但它们的效果并不比简单的数独或填字游戏好或差。

————8. 丰富你的环境————

　　一个人要是生活在一成不变的沉闷环境中，其大脑会更快地失去活力。研究者埃里克·舍德认为，丰富的环境能够为人提供足够的挑战，使人努力去创造或者学习新的东西。工作环境同样应该充满挑战，提供多样性。即便你年纪大了，也要学学乐器或外语，出门旅行，这都是明智之举，对你的大脑也有好处。在变化多端的城市里散步也是一项不错的活动，最重要的就是不要躺在床上或坐在椅子上不动。我们还要做出许多努力来改善城市和养老院的环境，使其包含足够的挑战来锻炼脑力。

————9. 时不时好好地打个盹儿 ①————

　　运动医生卡斯珀·詹森（Kasper Janssen）写了一本很棒的书《打盹儿的悖论》②。他在书中表明，打盹儿不仅能恢复你的能量，还能改善你的表现。研究表明，简短的午睡可以促进你的身体和精神恢复。在打盹儿的时候，你的思绪游荡在遥远的过去或未来，在梦想与幻想之间，想象无边。无论如何，你都不会忙于具体的工作。在这种情况下，大脑会变得非常有创意，进入心流状态，

————

① 英文原名 Power nap，指让人恢复精力的小睡。
②《打盹儿的悖论》：卡斯珀·詹森所著的 De powernapparadox，该书尚无中文译本。

变得更有同理心，更有社交能力。

睡眠短缺就是大难临头，我们都知道这一点。白天犯困是我们过分熬夜、睡眠不足的表现。所以，很多人都觉得中午要好好睡个午觉。但是，白天睡午觉是对人体生物钟残酷的打击。

打盹儿的目的，不是为了解决睡眠不足的问题。小睡片刻可以帮助我们保持身体和大脑的健康与活力。在体育界，打盹儿是一个众所周知的强大工具，但它在工作生活中却不那么知名。然而，工作往往也算是一项顶级运动。

真正有效的打盹儿有两个特点：第一，它可以激活我们的大脑；第二，它不会干扰我们的生物钟。打盹儿最理想的时长是 20 分钟，不能再多了。如果时间过长，你之后可能会有一种宿醉的感觉，脑袋会发晕，醒来后至少 30 分钟内都会处于一个昏昏沉沉的状态。打盹儿时，最好找一个安静的房间，坐在一张简易的椅子上或躺在沙发上。必要时盖一张毯子，这会让你感到平静。遮住你的眼睛，如果可以的话，你还可以把房间调暗，不要忘了提醒周围的人别打扰你。开头的几分钟里，你可以先做做放松运动，但对于大多数人来说，这其实没有太大的必要。

打盹儿最好计划在下午早些的时候，否则你可能会发现自己晚上很难入睡。在这之前要限制酒精和咖啡的摄入。在刚要打盹儿之前喝点咖啡是可以的，因为咖啡因需要 20 分钟才能真正开始起作用，而那时你已经一觉醒来了……这样，打盹儿的时候你只会进入轻度睡眠的第一阶段，醒来后就会感觉神清气爽。你的警觉性会提高，心情变好，大脑也有了新的活力。

想要把打盹儿的时间限制在 20 分钟内，你可以设置一个定时器或闹钟。我是这么干的：我坐在一把简易的椅子上，闭上眼睛，右手握着一串钥匙，在地上放一个金属碗。到我睡得太深的那一刻，手会自动放开钥匙，它掉进碗里，发出一声闷响，我就马上醒过来，神清气爽，准备继续一天的工作。传说毕加索也是这么做的。① 打盹儿之后，我还会花 10 分钟的时间盯着窗户外面的云彩看，放开思绪。这样一来，我的大脑也就离线了。

有很多证据表明，打盹儿是非常健康的。入睡时，由于压力水平的下降，你的血压会下降，一些激素水平也会发生变化。

打盹儿的时间可以被延长，但我不建议睡眠正常的人这么做。打盹儿时间很长的话，宿醉的感觉会持续很久。持续时间较长的小睡有时被称为 **NASA Power Nap**②。如果你睡眠不足，比如说少睡了一个小时，你应该睡 90 分钟的午觉，而不是一个小时，这样你就不会在一个睡眠周期里面醒过来。通常，我们每晚会经历五个睡眠周期，每个周期持续 90 分钟。如果你过早地中断这个循环，就会出现严重的宿醉感。

———————————

① 此处作者记忆有误，有此习惯者应为萨尔瓦多·达利。

② NASA 指美国国家航空航天局，其研究表明，小睡可以和整晚的睡眠一样恢复人的认知功能。

我们不推荐使用 NASA Power Nap，这还是由你的医生来决定吧。单纯为了获得一个充满活力的大脑，打一个 20 分钟的盹儿就足够了。

──────10. 确保你的身体里没有未知的炎症──────

要定期让医生检验你的血液，他可以断定你的身体是否存在炎症。而且，你一定要定期看牙医，牙齿和牙龈是炎症的一大来源。炎症会削弱你的免疫力，毒害你的大脑。

---

**总结**

我很清楚，大家不可能将书中所有的技巧都采纳到生活中。这些技巧实在是太多了，而我希望大家不要因此就望而却步。直接开始放松大脑吧，不要让放松大脑变成一项苦差事。

所以我建议你先出去走走，这是一个比较容易入门的办法。爱尔兰神经科学家肖恩·奥玛拉（Shane O'Mara）说过，行走是一种解放。婴儿会在七个月到九个月大的时候学会爬行，然后他们会扶着什么东西站起来，这样就能够用站立的角度来看待世界。再往后，他们学会了走路。这是一个奇迹，因为就在学会走路的那一刻，孩子变得更加独立自主了。他们突然想要自力更生，依靠自己的力量来做所有的事情。不仅如此，孩子们的大脑在这一刻也发生了显著的成长。

　　如果条件允许的话，买一个计步器吧（或者在手机上安装一个）。你不一定非得买什么昂贵的可穿戴设备，一个便宜的普通计步器就可以了。你可以即刻看到自己每天走了多少步。这会给你提供相当不错的动力，让你走得越来越多。当然，走路这件事要循序渐进。如果你从来没有认真走路锻炼过，就不要在一开始给自己可怜的心脏太大的压力。事实上，你只要稍微运动一下，就能给大脑帮很大的忙了。

　　如果你觉得所有的技巧都很麻烦，那就去沉思，去享受大自然，定期去散步就好。这已经是一个很好的开始了。在此之上，再进行循序渐进的练习。不要让放松大脑变成一件苦差事，因为当你觉得辛苦的时候，大脑就已经切换回了在线模式。剩下的就是知识储备的问题了。离线大脑万岁！

　　祝君好运。

吕克·斯维宁博士

# 致谢

撰写书籍总是面临着截稿的时间压力。我想将这本书献给所有为我的这门爱好而付出的人，特别是那些多年来一直为我提供知识和热情的人，他们总是提醒着我：科研只是一种看待世界的方式。

撰写这本书的时候，我由衷地感到快乐，因为最近人们对大脑的新见解全都颇具挑战。

我要感谢许多人。首先我要感谢的是玛汀，没有她就不会有这本书。

除此之外，我还非常感激兰诺出版社的团队，尤其是凯特琳·范·奥斯特（Katrien Van Oost）。她提出了许多优秀而中肯的建议，大大提升了本书的质量。出版社进行了许多专业的工作。

我还要感谢所有的政治家、首席执行官、高管、经理人、公务员、个体经营者和工人，他们都在培训课程和讲座中帮我提了许多细致入微的建议。

我不敢在这里对所有人一一进行列举，因为无论如何我都会漏掉一些人。但他们自己会知道自己是谁，以及自己对这本书来说意味着什么。

吕克·斯维宁博士

# REGISTER
# 索引

| | |
|---|---|
| 4-7-8-oefening | 4-7-8 呼吸法 |
| A | |
| aandacht | 注意力 |
| aandachtnetwerk zie onlinenetwerk | 注意力网络<br>（请见在线网络） |
| ABC-methode | ABC 方法 |
| acetylcholine | 乙酰胆碱 |
| ademhalingsmeditatie | 呼吸冥想法 |
| Adli, Mazda | 马兹达·阿德里 |
| aha-erlebnis | 尤里卡效应 |
| alcohol | 酒精 |
| altruisme | 利他主义 |

续表

| | |
|---|---|
| beeldschermen | 屏幕 |
| beloning | 奖励 |
| Big Five | 大五类人格测试 |
| biologische klok | 生物钟 |
| blauw licht | 蓝光 |
| bodyscan | 全身扫描放松法 |
| Boyatzis, Richard | 理查德·博亚特兹 |
| Bridges, William | 威廉·布里奇斯 |
| burn-out | 职业倦怠 |
| C | |
| Central Executive Network（CEN）zie onlinenetwerk | 中央执行网络（请见在线网络） |
| Chailly, Riccardo | 里卡多·夏伊 |
| Clance, Pauline Rose | 保琳·罗斯·克兰斯 |

| | |
|---|---|
| Compernolle, Theo | 西奥·康柏诺尔 |
| compulsies | 强迫症 |
| coregulatie | 共调控 |
| creativiteit | 创造力 |
| Csikszentmihalyi, Mihaly | 米哈里·契克森米哈 |
| D | |
| dagdromen | 做白日梦 |
| Darwin, Charles | 查尔斯·达尔文 |
| Default Mode Network（DMN）zie offlinenetwerk | 默认网络<br>（请见离线网络） |
| delay discounting | 延迟折扣 |
| dementie | 阿尔茨海默病 |
| dendrieten | 树突 |
| depressie | 抑郁症 |

| | |
|---|---|
| Diekstra, René | 雷内·迪克斯特拉 |
| dopamine | 多巴胺 |
| dwanggedachten | 强迫性思维 |
| Dweck, Carol | 卡罗尔·德韦克 |
| E | |
| Edison, Thomas | 托马斯·爱迪生 |
| eenzaamheid | 孤独 |
| Ellis, Albert | 阿尔伯特·艾利斯 |
| emotionele stabiliteit | 情绪稳定 |
| eurekamoment | 尤里卡时刻 |
| extraversie | 外向性 |
| F | |
| fixed mindset | 固定型思维方式 |

续表

| flow | 心流 |
|---|---|
| FOMO ( Fear OF Missing Out ) | 错失恐惧症 |
| fibromyalgie | 纤维肌痛症 |
| G | |
| Genovese, Kitty | 姬蒂·吉诺维斯 |
| Goleman, Daniel | 丹尼尔·戈尔曼 |
| Golgi, Camillo | 卡米洛·高尔基 |
| Gottman, John | 约翰·戈特曼 |
| growth mindset | 成长型思维方式 |
| H | |
| hartritmevariabiliteit ( HRV ) | 心率变异性 |
| Holmes, Thomas | 托马斯·霍姆斯 |
| hyperventilatie | 换气过度 |

| I | |
|---|---|
| Imes, Suzanne | 苏珊娜·伊摩斯 |
| impostersyndroom | 冒充者综合征 |
| innerlijke criticus | 内心的批评家 |
| introversie | 内向性 |
| J | |
| Janssen, Kasper | 卡斯珀·詹森 |
| JOMO（Joy Of Missing Out） | 错失的喜悦 |
| K | |
| Kahneman, Daniel | 丹尼尔·卡尼曼 |
| Kast, Bas | 巴斯·卡斯特 |
| kodokushi | 孤独死 |
| koffie | 咖啡 |

| Kondo, Marie | 近藤麻理惠 |
| --- | --- |
| KonMari-methode | 近藤整理术 |
| kuddegedrag | 从众行为 |
| L | |
| leidinggeven | 领导 |
| life events | 人生大事 |
| Loewi, Otto | 奥托·勒维 |
| losse eindjes | 整理 |
| luchtvervuiling | 空气污染 |
| luiheid | 懒惰 |
| M | |
| manipulatie | 操纵 |
| Mann, Sandi | 桑迪·曼恩 |

| | |
|---|---|
| MAO-remmers | 单胺氧化酶抑制剂 |
| McGonigal, Kelly | 凯利·麦戈尼格尔 |
| McKay, Sarah | 莎拉·麦凯 |
| meditatie | 冥想 |
| Milner, Peter | 彼得·米尔纳 |
| mind wandering | 思绪游荡 |
| mindfulness | 正念 |
| Murakami, Haruki | 村上春树 |
| N | |
| negatieve emotionele attractor（NEA） | 消极情绪吸引因子 |
| negativiteitsbias | 消极的偏见 |
| nervus vagus | 迷走神经 |
| neuron | 神经元 |

续表

| overprikkeling | 过度兴奋 |
|---|---|
| P | |
| parasympatisch zenuwstelsel | 副交感神经系统 |
| parkinson, ziekte van | 帕金森病 |
| Perner, Josef | 约瑟夫·佩纳 |
| persoonlijkheidsdimensies | 人格类型 |
| piekeren | 忧思 |
| pijn | 痛苦 |
| Pires, Maria João | 玛丽亚·若昂·皮雷斯 |
| plasticiteit | 灵活性 |
| pleasen | 讨好 |
| polyvagaaltheorie | 多重迷走神经理论 |
| Porges, Stephen W. | 史蒂芬·波格斯 |

| S | |
|---|---|
| salience network zie schakelnetwerk | 突显网络<br>（请见交换网络） |
| Sally en Anne-experiment | 莎莉－安妮测试 |
| schakelnetwerk | 交换网络 |
| Scherder, Erik | 埃里克·舍德 |
| Schultz, Heinrich | 海因里希·舒尔茨 |
| self-efficacy | 自我效能 |
| selfcare | 自我呵护 |
| sensitiviteit | 神经质 |
| serotonine | 血清素 |
| Sick Building Syndrome | 病态建筑综合征 |
| single pointed focus meditation | 单点冥想 |
| slaapcycli | 睡眠周期 |

| slaapproblemen | 睡眠问题 |
|---|---|
| smartphone | 智能手机 |
| snoozen | 回笼觉 |
| sofrologie | 冥想放松法 |
| Sommer, Iris | 艾里斯·索默 |
| SSRI-medicatie | SSRI 药物 |
| story boarding | 大纲 |
| stress | 压力 |
| Sunstein, Cass | 卡斯·桑斯坦 |
| synaps | 突触 |
| T | |
| Thaler, Richard | 理查德·泰勒 |
| Theory of Mind | 心智理论 |

续表

| | |
|---|---|
| Toohey, Peter | 彼得·托希 |
| transities | 转变 |
| trauma | 创伤 |
| V | |
| Van den Berk, Tjeu | 齐欧·范·德·波尔克 |
| vechten-of-vluchten | 战斗和逃跑反应 |
| verdovende middelen | 抑制作用 |
| verslaving | 上瘾 |
| verveling | 无聊 |
| verwaarlozing | 忽视 |
| verwachtingen | 期望 |
| voeding | 饮食 |
| volatiliteit | 波动性 |
| vriendschap | 友谊 |

# 专业术语表

杏仁核：是大脑中的情绪中心，它有时能够挟持我们，触发深深的恐惧。

杏仁核劫持：是一种恐惧反射，人们对微小刺激的情绪反应。

自主神经系统：是你的神经系统中自由独立工作的部分。

轴突：是神经元的分支，它能长距离地传导电脉冲。

中央执行网络：是一个在线注意力网络。

神经元：是神经细胞或神经元的分支。

默认网络：是离线大脑。

错失恐惧症：是人们对错过重要信息的恐惧。

大脑可塑性：指我们大脑的组织可以发生变化来适应新的环境。

下丘脑：是大脑中的控制中心。

错失的喜悦：是一种反向行动，鼓励人们错过生命中的某些事件。

髓磷脂：是一种脂肪组织，使传导速度加快。

神经递质：是大脑中的激素，它将信息从一个神经元传递到另一个神经元。

神经元：是脑细胞。

修剪：是切断大脑中无用或者不必要的连接的过程。

REM 期（快速眼动睡眠期）：是睡眠周期的一个阶段，在这个阶段里，我们会做梦，眼球会快速运动。

突显网络：交换网络。

突触：是两个脑细胞之间的连接。

突触通信：是脑细胞之间通过树突和轴突的相互交流。

突触间隙：是两个突触之间的小空隙，是信息交换发生的地方。收到信息的细胞会将信息传递给其他脑细胞，这样就形成了大型网络。

心智理论：是心理学家使用的术语，指的是人们在不用语言交流的情况下能够理解他人的心理状态、意图、欲望、情绪、见解等的能力。

躯体神经系统：是神经系统里由我们控制的一部分。

# 免责声明

我们在撰写本书时，非常注重收录信息的正确性。本公司和吕克·斯维宁博士不对任何错误及误诊负责。本书不应作为科学参考。读者应考虑到，目前有许多学者正在深入研究大脑的结构，脑网络的问题如今正备受关注。我们将不断更新这些知识，并提出长远的、先进的见解。

如果身体有恙，请咨询专业医生。

**图书在版编目（CIP）数据**

慢一点也没关系 /（比）吕克·斯维宁著；常江涵，
许楚琪译. -- 成都：四川文艺出版社，2021.10（2022.4重印）
ISBN 978-7-5411-6116-2

Ⅰ.①慢… Ⅱ.①吕… ②常… ③许… Ⅲ.①休息
Ⅳ.①R163

中国版本图书馆CIP数据核字(2021)第180638号

著作权合同登记号 图进字：21-2021-298

MAN YIDIAN YE MEIGUANXI

# 慢一点也没关系

［比利时］吕克·斯维宁 著

常江涵　许楚琪 译

| | |
|---|---|
| 出 品 人 | 张庆宁 |
| 出版统筹 | 刘运东 |
| 特约监制 | 吕中师 |
| 责任编辑 | 陈雪媛 |
| 特约策划 | 吕中师 |
| 特约编辑 | 公瑞凝　刘雪华 |
| 封面设计 | 春秋设计 |
| 责任校对 | 段　敏 |

| | | | | |
|---|---|---|---|---|
| 出版发行 | 四川文艺出版社（成都市槐树街2号） | | | |
| 网　　址 | www.scwys.com | | | |
| 电　　话 | 010-85526620 | | | |
| 印　　刷 | 北京永顺兴望印刷厂 | | | |
| 成品尺寸 | 145mm×210mm | 开　本 | 32开 |
| 印　　张 | 7.75 | 字　数 | 150千字 |
| 版　　次 | 2021年10月第一版 | 印　次 | 2022年4月第二次印刷 |
| 书　　号 | ISBN 978-7-5411-6116-2 | | | |
| 定　　价 | 39.80元 | | | |